·四川大学精品立项教材·

大学瑜伽教程

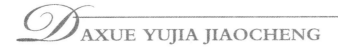

DAXUE YUJIA JIAOCHENG

主　　编　李少波
副 主 编　王静宜　李　慧

参编人员　李怡青　张立侠　王　洋　焦炳诚
　　　　　刘宏擘　田孟奇　侯莹月　王丽娟
　　　　　马慧颖　张腾月　常馨月　吴萱提
　　　　　徐永顺　粟　苗　黄倩如
体式示范　王静宜　李　平
图片拍摄　高烨朴

U0251850

四川大学出版社

项目策划：杨　果
责任编辑：唐　飞
责任校对：杨　果
封面设计：墨创文化
责任印制：王　炜

图书在版编目（CIP）数据

大学瑜伽教程 / 李少波主编 . — 成都：四川大学
出版社，2016.9
　ISBN 978-7-5614-9943-6

　Ⅰ．①大… Ⅱ．①李… Ⅲ．①瑜伽－高等学校－教材
Ⅳ．① R247.4

中国版本图书馆 CIP 数据核字（2016）第 229739 号

书名　大学瑜伽教程

主　　编	李少波
出　　版	四川大学出版社
地　　址	成都市一环路南一段 24 号（610065）
发　　行	四川大学出版社
书　　号	ISBN 978-7-5614-9943-6
印前制作	四川胜翔数码印务设计有限公司
印　　刷	四川五洲彩印有限责任公司
成品尺寸	185mm×260mm
印　　张	8.5
字　　数	204 千字
版　　次	2020 年 6 月第 1 版
印　　次	2022 年 1 月第 4 次印刷
定　　价	38.00 元

版权所有 ◆ 侵权必究

◆ 读者邮购本书，请与本社发行科联系。
　电话：(028)85408408/(028)85401670/
　(028)86408023　邮政编码：610065
◆ 本社图书如有印装质量问题，请寄回出版社调换。
◆ 网址：http://press.scu.edu.cn

四川大学出版社
微信公众号

前　言

　　瑜伽不仅是一项时尚的健身运动项目，更是一种健康的生活方式。它起源于印度，盛行于欧美。近年来，社会上一些瑜伽锻炼场所如雨后春笋般出现，全国有几百所高校设置了瑜伽课程。但是由于瑜伽专业人才缺乏，瑜伽行业缺乏规范，瑜伽教练质量良莠不齐，高质量瑜伽教练较少，因教学不当导致的瑜伽伤病屡见不鲜，迫切需要一套科学、系统、规范、实用的瑜伽专业培训教材。

　　我们总结多年来开展瑜伽教学的经验，将教材的实用性和全面性作为编写重点，力图使教材内容符合高等学校瑜伽课程建设需要，并广泛吸收世界前沿的实用性健身瑜伽锻炼内容，借鉴其他学校瑜伽教学经验以及其对学员的培养建议，围绕高等学校体育教学要求与大众健身瑜伽锻炼标准组织编写了本教材。

　　本教材共分五章，主要介绍瑜伽学科理论知识和瑜伽技法。学生通过学练可打下坚实的瑜伽理论与技能基础，提升就业技能。本教材的推出也可推动全民健身运动的开展。

编　者

目　　录

第一章　瑜伽概述

章前导言：近年来，伴随着人们生活水平与文化素养的提高以及对美好、健康、和谐生活方式的追求，瑜伽成为流行且时髦的运动方式。了解瑜伽的起源与发展，认识瑜伽的概念和类别，探索瑜伽的功能与价值，细心感悟瑜伽的真谛，有助于令人达到和谐、统一、美好的瑜伽境界，从而主动参与、科学习练，在瑜伽中得到生命本质的享受。本章根据与瑜伽相关的科学理论和文献资料，概括地对瑜伽进行了阐述。

第一节　瑜伽的概念与起源

一、瑜伽的概念

瑜伽，是印度梵语"Yoga"的音译，原意是一种被称为"轭"的工具，轭即是用来驾驭、控制牛马的，因此可以引申为连结、平衡、和谐、统一的意思。瑜伽是印度哲学六大正式体系之一，探寻"梵我合一"的道理与方法。瑜伽包括体式、呼吸控制、冥想等八大分支。其中，瑜伽体式运用自然而易于掌握的技巧，结合自然界动植物的本质特征，对人们个体深处的奥秘进行探索，从而获得身体的健康和心灵的超脱。同时，瑜伽也意味着内在的宁静，在缓慢轻柔的肢体伸展过程中，使一个人能够平静下来，和自己的身体对话，均衡地审视生活的各个方面。瑜伽体系的形成依赖于一代又一代瑜伽师们的努力付出。在印度思想中，瑜伽的系统就在于教授人们如何把个体灵魂与神相连，从而获得最终的解脱。现代瑜伽更注重于瑜伽本身的养身健身的功效，给人以思想的宁静，让人从繁忙的事务中得以脱身，获得身心的满足与愉悦。正如著名瑜伽大师艾扬格所说的："瑜伽的真意在于从痛苦和悲伤中解脱。"近年来，瑜伽在国内逐渐兴起，结合我国瑜伽发展的特点和规律，瑜伽的概念也在原先的基础上有了进一步的深化、演变。

二、瑜伽的起源

瑜伽起源于古印度，距今有五千多年的历史，被人们称为"世界的瑰宝"。

公元前 5000 年，瑜伽仍处于原始发展、缺少文字记载的时期，是一个原始的哲学思想。瑜伽的传承仅仅通过老师对于弟子的口授进行，不会被公开或者为大众熟知。直到梨俱吠陀第一次记载了瑜伽的修行，编撰了《吠陀经》供当时的人学习，并提出了行为、信仰、知识三者并存的法则，瑜伽才得以真正形成。之后，印度圣哲帕坦伽利编著的《瑜伽经》对瑜伽进行了系统梳理，将瑜伽定为八分支或称八大阶段：制戒、内制、

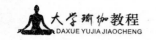

体式、呼吸控制、制感、专注、冥想、入定（三摩地）。帕坦伽利也因此被尊为瑜伽之祖。

《瑜伽经》以后，为后古典瑜伽。其主张通过苦行的修炼技术感受生理的转化和精神体会，从而达到"梵我合一"的境地。随着现代瑜伽的发展，瑜伽不再局限在印度，已经传到欧美、亚太、非洲等世界各地，以其柔和缓慢伸展的体位和对生理、心理的减压锻炼作用受到了人们的广泛喜爱。结合不同地区当地人们不同的需求，瑜伽又出现了许多分支，包括哈他瑜伽、高温瑜伽、养生瑜伽、舞韵瑜伽等，以及相应的瑜伽管理科学。

第二节　瑜伽的分类流派及其特点

瑜伽随着社会的发展而发展，进而有了不同的类别，本章仅介绍部分瑜伽派系：哈他瑜伽、王瑜伽、智慧瑜伽、业瑜伽、奉爱瑜伽、希瓦南达瑜伽、昆达利尼瑜伽。其他瑜伽主要是从哈他瑜伽和阿斯汤伽瑜伽分支出去的。

一、哈他瑜伽

"哈他"由"Ham"和"Tham"两个词组成，分别代表"日"和"月"或者"阴"和"阳"。哈他瑜伽注重平衡的真谛，不属于婆罗门传统，是自成一体的独立体系。它强调通过呼吸、体式、精神的协调配合，找到心灵、精神、肉体的平衡点，从而达到阴阳调和、天人合一的最高境界。哈他瑜伽认为，生理与心理的体系平衡是练习的基础，体位法和调息是练习的重点，此外还有净化、庞达等方式练习。许多新的瑜伽派系从哈他瑜伽演化而来，如高温瑜伽、阴瑜伽、艾扬格瑜伽等。

二、王瑜伽

哈他瑜伽重在体式和有节制的呼吸；王瑜伽偏于静坐和冥想，倾向精神层面的修炼。其通常使用"莲花坐"等一些体位法进行冥想，人们可细致地感受身体的轻微的呼吸与波动，感受到肌肤、血液等平常易于忽略的地方，使心灵摆脱心思与物质的强迫约束，达到心神宁静、精神焕然一新的畅快境地，生理、心理和精神和谐统一的美妙境界。

三、智慧瑜伽

智慧瑜伽以商羯罗的不二论哲学为基础，提倡培养知识理念。这种知识不是我们平常所熟知的科学或技术知识等可直接或间接学习的知识，而是指内在的知识体系。智慧瑜伽提倡关注内在，从外界事物的规律发展与特点，推断理解人们身体内部的生命之气。这种知识的获得可以加深人们对于自我、真理的思辨，探索宇宙的真理。古印度瑜伽师认为，凭借瑜伽实践提升生命之气，打开头顶的梵穴轮，让梵进入身体，可获得无上智慧。现代则是对人自我的剖析、对人与自然和谐关系的体悟，形成对世界合理准确的态度。

四、业瑜伽

业是行为的意思。业瑜伽认为，行为是生命的第一表现，如衣食、起居、言谈、举止等。业瑜伽重视按照自觉去行动，不执着于行动的结果，将精力集中于内心的世界，通过内性的精神活动，引导更加完善的行为。只有完全自觉的奉献和皈依，才能使自己的精神、情操、行为达到与梵合一的最终境界。

五、奉爱瑜伽

奉爱瑜伽主要适合情绪性的人。情绪性的人相对来说注重感情要强过注重思维。这种瑜伽流派的哲学依据是纳拉达的《奉爱经》和罗摩奴阇的哲学。现代奉爱瑜伽也被称为爱的瑜伽，它提倡关爱与虔心，是加深感情的良好载体。

六、希瓦南达瑜伽

希瓦南达瑜伽是一种传统的瑜伽，强调适当的运动呼吸、深度放松、素食以及正面的思考和冥想，每一课都有固定的程序，包括呼吸练习、拜日式和十二个传统的瑜伽体式以及放松练习，在课堂开始及结束时都有短暂的颂唱和祈祷仪式。

七、昆达利尼瑜伽

昆达利尼瑜伽历史久远，其认为生命能量隐藏在尾椎部分，通过各种练习（呼吸、体位、颂唱、冥想），这种能量会被唤醒并引导穿过位于脊椎的各个气轮，至穿过顶轮，练习者就会开悟。

除了以上瑜伽派系外，现代发展出了其他瑜伽派系，如艾扬格瑜伽、维尼瑜伽、完整瑜伽、高温瑜伽、活力瑜伽、流瑜伽等。为了吸引更多的人练习瑜伽，也出现了男子瑜伽、儿童瑜伽、双人瑜伽、亲子瑜伽、香薰瑜伽、纤体瑜伽、减压瑜伽、力量瑜伽、理疗瑜伽、美容瑜伽等。

第三节 瑜伽的功能与价值

一、瑜伽的作用和功效

（一）瘦身作用

现代人由于事务繁忙、工作压力大等，进行体育锻炼的机会少，长此以往，肥胖人群所占的比例逐年上升，给自己和家人也带来了很多困扰。瑜伽体式中组合的持续姿势训练，可以加速人体热能的消耗，并且可以抑制脂肪合成，减少脂肪的积累，加快身体的新陈代谢，使体重下降。

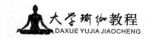

（二）调节身体状态

瑜伽练习要求练习者专注自己的呼吸、意识、身体等，感知身体每一瞬间的变化，专注于自身的感受，记住自己最理想的状态，让自己沉浸在这一理想状态中。进行身体练习时可以加上音乐辅助，经常性的训练可以培养正确端庄的体态，使锻炼者的形态和举止都产生良好的变化，调节现代人在工作和生活压力下产生的紧张感。练习者可以从中体验到心情平和、舒畅的感觉。

（三）美容功效

当人体进入瑜伽练习状态后，全身都成放松状态，心跳、呼吸明显减慢，机体代谢随之降低，耗氧量降至最低水平，可以使人的身体得到最大的休息，使皮肤紧致，体内和体表多余的脂肪被消除，体重降低，体型变得更加匀称优美。

二、瑜伽的价值

（一）健身价值

瑜伽体式对人体肌肉的拉伸有着绝佳的效果，在柔和缓慢的肢体伸展中，韧带和骨骼被放置到各种位置，使人体充分地舒展开来。在繁重的工作过后，做一套完整的瑜伽体式，可以让人顷刻间从劳累中恢复，全身舒适。坚持日常练习，还可以找到身体的节奏感，随着手臂和腿部的一举一动，感受到身体的欢呼、愉悦。

（二）哲学价值

瑜伽涉及身体左右两侧的校正与协调，可以达到对身体进行更细微的调整的程度。一张一弛、无限往复的永恒节律对身体内部的促进作用体现了一种生命本身的严谨的秩序。从古至今，古印度的圣哲们的智慧结晶，以及现代人的思索探讨，使瑜伽的这种节律与平衡有了更为深刻的发展。

（三）社会价值

现代社会，由于工作繁忙、节奏加快、压力增大，亚健康人群的比例在逐渐攀升，越来越多的人注意到进行体育锻炼的重要性，而选择合适的健身方式就成了一项最重要的事情。瑜伽运动作为现代体育发展的产物，经历了几千年的发展，以其独有的体式和调息法门吸引了人们广泛的关注，也被越来越多的人接受。它在练习中沟通了人们之间的情感，并且对身体有着极大的舒缓作用，具有一定的社会价值。

第四节　瑜伽练习要求及原则

一、瑜伽的练习要求

（一）科学练习瑜伽

现代人把瑜伽作为一种减肥、塑身、纤体的时尚运动，越来越多的人开始练习瑜伽。但是有些练习者因为不清楚瑜伽练习的科学原则，由于动作失误或者强行拉伸肌肉反而给身体造成伤害，甚至形成了一些常见的"瑜伽病"，如韧带拉伤、关节错位、软骨撕裂、神经痛等。

在开始练习瑜伽前，初学者或者自学者一定要认真学习正确的瑜伽修习原则，用正确科学的方法进行练习，避免对身体造成不必要的伤害。

（二）基础姿势要到位

瑜伽的独立或者组合体式都从最基础的体式开始，站、坐、跪、躺都有基础的姿势要求。要保证瑜伽练习科学、高效地进行，掌握基础的体式是至关重要的。在练习过程中，身体可能会偏离正确的体式要求，这时根据练习基础体式时树立的正位概念可以对身体进行及时的调整，为精进体位做好准备。

（三）注重呼吸和身体的配合

身体姿势出现错误时，应该恢复到该动作刚开始的状态，重新开始练习。动作的正确进行是练好瑜伽的基础，同时需仔细感受自己身体的呼吸情况，确认呼吸与身体伸展方向是否一致，可以采用"十二字"法进行确认，即起吸落呼、开吸合呼、伸吸缩呼。

不同的人进行瑜伽练习，应按照其肌肉和骨骼的柔韧度，选择合适的练习体式，并对练习技巧进行深入的了解。不论是练习基础的"简易坐"，还是较难的"卧蛙式"，身体都应保持端正、平稳，不要打乱自己的呼吸节奏，只有这样呼吸才可以完美地与身体伸展结合，达到预期的瑜伽练习效果。

二、瑜伽的练习原则

（一）练习前的准备

1. 环境

找一个干净、空气流通的地方练习瑜伽体式，比如草地、河边、通风的房间等，能让你感觉到安静、祥和即可。不要在不平的地方练习瑜伽体式，可以选择在平坦的地面上铺一层毯子进行练习。

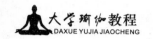
2．饮食

瑜伽体式最好在空腹状态下进行练习，减少给肠胃造成的压力，促进肠胃的消化，调节内分泌系统。可以适当地喝一些咖啡、牛奶等。练习后大概半个小时就可以进食。

3．沐浴

沐浴可以使瑜伽的练习更舒服。练习前沐浴可使身体洁净，心气平和，有利于身体的伸展。

4．服装

瑜伽服的种类多样。上衣有长袖、中长袖、短袖、背心、吊带几类，而裤子则有直筒裤、喇叭裤、灯笼裤、七分裤等，建议按照自己的喜好搭配，让自己在练习的过程中处于舒服的状态。材质以棉、麻、竹纤维等天然制品为佳，避免使用化纤类制品，以保证练习时身体可以自由伸展、呼吸顺畅。此外，首饰、手表最好摘掉，夏天最好赤足，冬季可穿软底布鞋。

（二）练习中的注意事项

1．练习时间

练习时间一般选在早上和晚上。早上起来身体仍处于半睡眠状态，一套简单的瑜伽体式可以帮助唤醒身体，开启充满活力的一天；晚上身体较为柔软，可以选择练习一些难度系数较大的体式，尽可能地伸展自己的身体，达到减脂、塑身、宁神的效果。

2．坚持练习

坚持练习是很重要的，无论一天练习多长时间，每天的练习可以加深身体的记忆，使身体逐渐地适应这样的节奏。一般建议一天练习 15 分钟以上即可，想要更好地掌握瑜伽的练习者，可以适当地延长练习时间。

3．放慢动作

练习时应按部就班，慢慢地伸展肌肉，切忌贪图效果贸然勉强达到某种姿势，以防止因动作过猛而造成肌肉拉伤等运动伤害。

4．呼吸

所有瑜伽体位法务必要配合缓慢的呼吸。在所有的体式练习中，都应该只通过鼻孔进行呼吸，不要用嘴呼吸，更不要抑制呼吸。

（三）练习瑜伽的禁忌事项

1．身患疾病的人慎练瑜伽

患有眩晕或血压症的病人不能练习头倒立式和肩倒立式，否则血液回流，会导致大脑充血，加重病情；对于视力有问题的病人，倒立体式同样会加重他们的病情。

2．练习应循序渐进

不可逞强，不要刻意追求"标准"。在个别较难达到的体式中，尽量做到自己的适应极限就可以，不要过度，否则会对身体造成很大的损害。

3. 对于女性练习者

女性月经期应考虑到自己的承受能力。一般来说，只要自己感觉身体状况良好，瑜伽练习是可以的，但是要避免做倒立类动作。孕期女性练习瑜伽更要小心，产后一个月内不应该练习任何瑜伽体式。

4. 情绪波动大时不宜练习

上了几节课后，觉得关节和肌肉酸痛，可能不适合练瑜伽，应停止练习。饭前饭后一小时内不要练瑜伽。

思考题：

1. 瑜伽的技术特点有哪些？
2. 简述瑜伽的发展历程。
3. 练习瑜伽的注意事项有哪些？

第二章 瑜伽呼吸控制法

章前导言： 本章介绍瑜伽呼吸控制法的练习方法以及一些注意事项，也能够促进其他瑜伽项目的练习，取得更好的效果，提升心灵境界。

第一节 瑜伽呼吸法

一、胸式呼吸

（一）动作要领

慢慢吸气时，把气体吸入胸部区域，胸骨、肋骨向外扩张，腹部应保持平坦。当吸气加深时，腹部应向内收紧。呼气时，缓慢地把肺内浊气排出体外，肋骨和胸部回复原位。自然呼吸，速度较快。

（二）健身功效

胸式呼吸是使大脑清醒，使身体活性化的一种呼吸法，可以加强腹肌肌力，镇静心脏，净化血液，改善循环。

（三）注意事项

1. 过度的胸式呼吸会导致恐慌发作

胸式呼吸使体内氧气含量下降，氧气含量下降会使身体出现反应，肾上腺素猛然上升。而肾上腺素会诱发心悸、痉挛、焦虑，然后又使呼吸变得更浅，氧气含量进一步下降。

2. 不可只用胸式呼吸

这种呼吸方式主要是胸部的扩张和收缩，横膈膜的运动较小。这样，呼吸多集中在肺部的上、中部进行，肺的下部由于运动较小，时间长了会逐渐形成肺泡关闭，导致肺组织萎缩，甚至纤维化。正因为如此，许多老人很容易得肺炎。

二、腹式呼吸

（一）动作要领

右手放在腹部肚脐处，左手放在胸部。吸气时，放松腹部，用鼻子把新鲜的空气缓慢深长地吸入肺的底部。随着吸气量的加深，胸部和腹部之间的横膈膜下降，腹内脏器官下移，感觉空气被吸向腹部，小腹会像气球一样慢慢鼓起。呼气时，腹部向内、朝脊椎方向收紧，横膈膜自然而然地升起，把肺内的浊气完全排出体外，内脏器官复原位。呼吸过程应保持胸部没有起伏。经过一段时间的练习之后，就可以将手拿开，只是用意识关注呼吸过程即可。

（二）健身功效

可以充分发挥心、肺细胞的功能，增大肺活量，加强心脏功能，加大消化系统的动力，进而增强其功能，利于排除聚积在肠道内毒素及内应力的释放。

（三）注意事项

呼吸要深长而缓慢。一呼一吸控制在 15 秒钟左右，即深吸气（鼓起肚子）3~5 秒，屏息 1 秒，然后慢呼气（回缩肚子）3~5 秒，屏息 1 秒。如果感觉不舒适可以将时间适当调整。身体好的人，屏息时间可延长，呼吸节奏尽量放慢加深。身体差的人，可以不屏息，但气要吸足。每天练习 1~2 次，坐式、卧式、走式、跑式皆可，练到微热微汗即可。腹部尽量做到鼓起缩回 50~100 次。呼吸过程中如有口津溢出，可徐徐下咽。

三、完全呼吸

（一）动作要领

轻轻吸气时，首先把空气吸入肺的底部，腹部区域起胀，然后是空气充满肺的中部、上部，这时就是从腹式呼吸过渡到胸式呼吸。当已经吸入双肺的最大容量时，腹壁和肋骨下部向外推出，双肩可能略微升起，胸部只有些微移动。呼气按相反的顺序，首先放松胸部，然后放松腹部，尽量把气吐尽，然后有意使腹肌向内收紧，并温和地收缩肺部。整个呼吸是非常顺畅的动作，就像一个波浪轻轻从腹部波及胸腔中部再波及胸腔的上半部，然后减弱消失。呼气不应是匆忙或使劲的，而应该是稳定、渐进的。

（二）健身功效

由于增加了氧气供应，血液得到净化，肺部组织更加强壮，从而增强了对感冒、支气管炎、哮喘和其他呼吸系统疾病的抵抗力。横膈膜和胸腔的活力与耐力均有增长。还可排除积在胸腔内的废气，改善气色，舒缓心灵，修养身心。

（三）注意事项

在练习呼吸法时一定要保证精力集中，保持呼吸顺畅。在呼吸循环中，呼气后应保

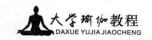

持一段时间屏息。刚开始练习时，呼气和吸气各保持 5 秒钟，而屏息只需要 2 秒钟时间。当渐进一段时间后（这大约需要一个月左右的时间）开始延长呼气、吸气、屏息的时间。完整的吸气—屏息—呼气的时间比例应该是 1：4：2。在练习时要时刻观察自己的身体变化，如果不一会儿就出现呼吸困难的情况，这说明所采取的时间对自己不合适，需要自己调整呼气、吸气、屏息的时间。

第二节　瑜伽调息法

一、凝视法

（一）鼻尖凝视法

1. 动作要领

注意使脊柱挺直，两眼球聚焦于鼻尖。如果短时间练习的话，可以采取内悬息（吸气不呼）或外悬息（呼气不吸）的方式；如果时间较长，则应采取自然呼吸。眼球应始终聚焦于鼻尖。初学者一次凝视不要超过 4 分钟，经过几周的时间可以逐渐增加练习时间。

2. 健身功效

鼻尖凝视法可以培养注意力，使练习者更容易入定。

3. 注意事项

练习时间不宜长，否则容易伤害眼球。视觉神经虚弱的人应在医生的指导下练习。

（二）眉心凝视法

1. 动作要领

眼睛先注视前方某一点，然后在保持头部不动的前提下，两眼尽量向上看。然后把目光聚焦在两眉中间的眉心，暂停任何思维和情绪，把注意力也集中于眉心这一点（也可以闭眼练习）。做"舌抵后腭"契合法，保持内心的平静。开始时做几分钟，后来时间可逐渐延长。

2. 健身功效

这是传统瑜伽中最受重视的修习方法，瑜伽行者深信：精通眉心凝视法，就可以超越自我，进入精神的最高境界。从健身上来说，它能促进眼部健康，缓解紧张和愤怒的情绪，使心灵宁静。

3. 注意事项

同鼻尖凝视法。

二、坐姿

（一）简易坐

简易坐是练习瑜伽呼吸和冥想以及许多收束契合法最舒适的坐姿。

1. 动作要领

（1）坐在地上，两腿前伸。

（2）弯左腿，把左脚放在右大腿之下。

（3）弯右腿，把右脚放在左大腿下方。盘腿而坐。

（4）双手分别放在两膝之上。肩膀和手臂放松。保持姿势，时间不限。自然地呼吸。

2. 注意事项

（1）保持肩臂的放松，体会后背挺直地坐着。

（2）臀下放个紧实的垫子，会使练习比较容易并增加练习者的舒适度。可以先弯右腿，也可以先弯左腿，两种做法难易程度不同，可以任选其中一种。在做调息或冥想等需久坐的练习时，可选择使自己感觉舒服的做法；在平常的练习里，应尽量选择较难的做法。开始时可能要很快换腿，但经常练习会越来越容易。

（二）莲花坐

莲花坐是常见的瑜伽体式。这应该是瑜伽中最放松的姿势之一。它被所有的瑜伽者推荐为调息和冥想时的极佳体式，因为在激发内部潜能方面，它可以将练习者很快带入意境。这个瑜伽动作有很多好处，如令人身心放松，增强意识和注意力，激活身体的某些部分和功能，并且保持或帮助发展一个好的姿势。

1. 动作要领

（1）双腿伸直，腰背挺拔地坐着。

（2）将左脚放在右大腿根部，脚跟抵右侧小腹。将右脚脚心向天，尽量放在左大腿根部，脚跟抵左侧小腹。

（3）请尽量将双膝贴向地面，并尽量长时间保持姿势。

（4）交换双腿位置，先将右脚放在左大腿根部，重复练习。

2. 健身功效

莲花坐姿可以使头、躯干自然地保持直线，并可以长时间保持身体的坐姿稳固。腿部的血流减慢，血液大量供应到腹、胸所有脏器，腰椎和骶骨处的神经最先受益，从而使中枢神经被滋养，整个神经系统焕发活力，使人虽长久地坐着却可以保持警醒。

3. 注意事项

（1）如果不习惯在地上打坐，这个姿势很难做的话，建议练简易坐。当习惯了简易坐之后，就可以开始练莲花坐。每次打坐之后，要按摩两膝和两踝。

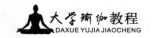

（2）一旦两膝或两腿开始感到难受，最好立即解除这个姿势。如果间歇地试做了一个月之后，疼痛感、辛苦感仍未消失，那应停止练习。改练至善坐也有相同的益处，而且还要容易得多。

（三）至善坐

至善坐是一个用作冥想和呼吸法练习的瑜伽体式，是瑜伽体式中最为放松的一种，可以用作呼吸控制和冥想时的控制。

1. 动作要领

（1）坐在地上，两腿并拢并同时向前伸展。

（2）弯曲左小腿，用双手抓住左脚，用左脚的脚跟紧紧顶住会阴部位。

（3）弯曲右小腿，把右脚放在左脚踝之上。

（4）把右脚跟靠近耻骨，右脚底板则放在左腿的大腿与小腿之间。

（5）背、颈、头保持直立。

（6）闭上眼睛，开始内视。内视其实就是在闭上眼睛之后用自己的心眼来看闭眼之后的一切。一般人会不知道该看什么，能看到什么，所以当闭眼内视的时候，就先让双眼凝视鼻尖部位。

（7）保持闭目内视的姿势。具体时间视个人情况而定。有些人刚开始可能就只能坚持几分钟。当慢慢地静下心时，就可以坚持很长的时间。

（8）睁开眼睛后，放开双脚，休息几分钟，换另一条腿再做一次。

2. 健身功效

镇定安详，并且对脊柱下半段和腹部器官有补养增强的作用。

3. 注意事项

（1）随意坐也可以，但一定要保持背、颈、头直立。

（2）患有坐骨神经痛或骶骨感染的人不应做这个姿势。

（四）吉祥坐

1. 动作要领

（1）坐在地上，两脚向前伸直，两手放在膝盖上。

（2）弯起左小腿，把左脚板底顶住右大腿，右脚放在左小腿腿肚包上，两脚脚趾分别楔入两膝盖窝，两手放在两膝上。

2. 健身功效

这一姿势效果和至善坐大致相同，只是程度稍逊。

3. 注意事项

（1）吉祥坐除了不顶住会阴之外，其余细节和至善坐完全一致。

（2）与至善坐一样，患有坐骨神经痛或筋骨感染的人不宜练习。

第三节　瑜伽收束法

收束法即班达（梵文意为"约束控制、封锁封印"）。它是瑜伽中特有的练习方法之一，含有收缩、束缚的意思。其主要的用途是把调息获得的生命之气或身体能量密封起来。收束法还能疏导这些能量，使之为身体的重要器官提供养分，比较明显的效果体现在增强体能和活力上。经常练习收束法，可以帮助身体和大脑恢复活力保持青春。传统瑜伽把收束法归在契合法练习中，收束法被广泛地应用到调息和契合练习中。

收束法可增强人体消化系统中各器官的活动。如配合好"内压呼吸收束"，能够调理痢疾、腹泻、胃炎、胃痛和消化不良等。收束法还会对内分泌腺产生影响，促使肾上腺、胰脏、卵巢、睾丸等器官增加活化运动。它还能治疗血液循环和呼吸系统的疾病。

独立练习的收束法，需要在屏息的时候进行。会阴收束法是在吸气的同时开始，收腹收束法是在呼气的同时开始，收颌收束法则是吸气呼气皆可。收束法练习不当会损伤身体，最好能够在专业人士的指导下进行练习，如身体感觉不适应立即停止并休息调整。

一、收腹收束法

（一）动作要领

（1）站立，两脚分开舒适的距离，两膝微弯。

（2）上身从腰部开始前倾，双手放在大腿上，手指向内。若感觉这个动作不舒服，可以调整手指方向，直到舒适。尽量用双臂支撑身体，以放松腹部。头部稍微向下。

（3）先深深吸入一口气，然后慢慢呼出。当肺部空气已出尽，再通过鼻孔迅速喷气2～5次，确定整个肺部的空气已完全排空。

（4）闭气悬息，尽力将腹部肌肉向内、向上收缩，直到准备好再次吸气。

（5）慢慢地松开腹肌，然后直立并抬头，深缓并有控制地吸气，休息，直到呼吸恢复正常。

（6）重复2～5次。

（二）健身功效

强健深层腹肌；按摩腹部器官；改善肾脏、脾脏、胰脏和肝脏的功能；促进消化，增进食欲；缓解便秘；消除疲倦；减轻焦虑，安定情绪。

（三）注意事项

（1）患有心脏病、高血压和溃疡的人以及孕妇不要练习收腹收束法。

（2）只要空腹，任何时间都可练习这一技法。不过，练收腹收束法最好的时间是在早上起床解便以后。

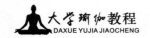

（3）屏气后，不要等到非吸气不可时才猛烈地吸气，应该预留几秒让自己能从容地吸气。

（4）刚开始练习的时候，只需保持腹部收缩几秒钟，然后慢慢地延长保持的时间。

（5）如果想要增加练习难度，可以在第 4 步屏气不吸并将腹部向内、向上收缩之后，松开，然后再次把腹肌向内和向上收。交替内收和松开的动作，直到有点想要吸气为止。接着松开收缩，站起来，吸气。

二、会阴收束法

（一）动作要领

（1）以舒服的姿势站、坐或躺着，合上双眼，放松。把意念集中在会阴部（男性生殖器和肛门之间，女性阴道口和肛门之间的区域）。

（2）对这个区域的肌肉做细微的收缩，自然地呼吸。在舒适的范围内保持收缩，时间随意。

（3）短暂地放松这个部位。

（4）重复练习 5～10 次。

（二）健身功效

预防或减轻小便失禁，减轻便秘和痔疮，促进分娩后产道的恢复，预防和减轻生殖系统紊乱，控制性欲，协助成功地练习生命之气的操控技法。

（三）注意事项

（1）要做好这个练习，必须非常专注地感受会阴收缩的"触发点"，除了感受其肌肉的收缩，还得在心意上碰触或按压此处。为了更容易把注意力集中在会阴收缩的"触发点"上，可以盘腿打坐，一个脚跟紧紧顶着会阴。

（2）如果感觉这个技法太难，也无须担心，因为练习更简单的提肛契合法和性能量运行契合法，也能达到此技法的大部分功效。

三、收颌收束法

梵文"扎兰达拉"的意思是"把下巴紧靠胸膛上"，即"收颌"。其有坐式和站式两种收颌法。

（一）坐式收颌法

1. 动作要领

（1）选择一种能使两膝稳固地靠落地面的瑜伽坐姿打坐。

（2）把双掌放两膝上。

（3）放松，双眼做 90% 的闭合。

（4）深深吸气，悬息（这种功法也可以和呼气一起做，即呼气之后悬息）。

（5）头向前方弯下来，下巴紧紧抵着胸骨。

（6）两肩稍向前耸一点，伸直两臂，两肘挺直不动。

（7）两手掌紧握或紧压两膝。

（8）保持这种姿势，直至不能舒适地悬息为止。不要勉强用劲。

（9）从这个姿势恢复原先的做法是：同时放松双臂和双肩。停止把下巴向下抵的动作，慢慢抬起头部（如果是在呼气之后做这个收束法的，就要慢慢地吸气）。

（10）当头部伸直时，呼气。

（11）重复 3~12 个回合。每次静坐练习不要超过 12 个回合。

2．健身功效

收额收束法可使心搏减缓，对甲状腺和甲状旁腺有按摩作用，从而改进其功能。整个身体都会因为甲状腺功效增强而获益。

3．注意事项

（1）可以在瑜伽冥想前单独地作收额收束法，但把它和调息及其他收束法配合着练，效果更好。

（2）最好的姿势是莲花坐或至善坐。提醒一点：也可以坐在一块小蒲团（垫枕）上，这样能使身体略向前倾，从而两膝更稳固地靠躺在地面上。换言之，可把小垫枕放在臀部的后半部（即脊柱的底部）。

（3）患有头颅内部压力（颅内压）症状和有心脏疾病问题的人只有经医生同意之后才可以做这个功法，而且还应非常小心。当头部抬起或放下而构成收束姿势时，最好不要呼吸，当头部伸直时才能呼吸。

（二）站式收额法

1．动作要领

（1）站立，两脚分开两三英尺（1 英尺＝0.305 米），两腿微屈。

（2）上身向前倾，把双手放在两膝的上方。

（3）吸气（或呼气），在做内（或外）悬息时，按照坐式收额法那样做收额法。伸直两肘不动，双肩稍微驼起。然后放松收额法，正常地呼吸（其余一切均和坐式收额法完全一样）。

2．健身功效

同坐式收额法。

3．注意事项

同坐式收额法。

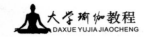

第四节　瑜伽契合法

一、舌抵后腭契合法

（一）动作要领

（1）以舒服的姿势站、坐或躺着。嘴巴闭合。在舒适的范围内尽量让舌头的底面往上贴着上牙膛。

（2）保持上面的动作，时间随意。

（3）收势，休息。

（二）健身功效

宁心静气，镇定身心，帮助内省，产生唾液从而缓解饥渴，促进消化。

（三）注意事项

（1）练习的时候，体会头脸部肌肉、头皮和下巴的放松。

（2）舌抵后腭契合法一般会与其他技法（如瑜伽语音冥想或生命之气的操控技法）结合练习。在聆听和默诵超然语音时练习该契合法，有助于内视和自省。另外，武术界常有人用"舌卷而气降"一词来强调契合法的功用，所以，在练习太极或气功时，也可以配合舌抵后腭契合法。

（3）舌头越往里，就越不容易保持。当然练习越多就能保持得越久。

（4）如果感觉舌头一直往里贴着上牙膛有点难，就别太往后伸了。如果舌头还是不舒服，那就放松，让舌头休息 10～20 秒之后，再往上贴住上牙膛。

二、性能量运行契合法

（一）动作要领

（1）以舒服的姿势坐、站或躺着，双手放在膝上，合眼，放松。

（2）向内、向上地收缩性器官（这时用到的肌肉，就是当你想要排尿又忍住时所用的肌肉）。

（3）保持收缩动作约几秒钟（也可以更长）。

（4）放松 2～4 秒。

（5）重复练习，时间随意。

（二）健身功效

减轻或治疗小便失禁，预防梦遗，帮助成功地练习生命之气的操控技法。

（三）注意事项

（1）练习收缩动作时，睾丸和阴茎（女性则为阴道）应稍往内和往上收一点。

（2）有些男性为梦遗而感到懊恼。练习性能量运行契合法，有助于培养自发的肌肉控制能力，能预防流失的发生。

（3）随着身体的老化，或在分娩之后、更年期时，控制排尿的肌肉会变弱，就有可能导致失禁，也就是无法控制的遗尿，尤其在打喷嚏、咳嗽、大笑等动作时。练习性能量运行契合法有助于防止这种情况的发生，在某些情况下，甚至可以解决此类问题。

三、提肛契合法

（一）动作要领

（1）以舒适的姿势站、坐或躺着，合眼，放松。

（2）收缩肛门的括约肌，自然地呼吸。保持约 3 秒，也可在舒适范围内调整保持时间。

（3）放松肛门周围的肌肉 3～5 秒。

（4）重复上面的动作，次数不限。

（二）健身功效

预防和减轻痔疮，减轻便秘，缓解孕妇腹部的下坠压力，帮助成功地练习生命之气的操控技法。

（三）注意事项

（1）提肛契合法也叫作"马式契合法"，因为马在排便之后，可以看到肛门括约肌的收缩。这个技法可以广泛地应用在各种瑜伽练习中。

（2）一天中的任何时候，无论坐、站或躺着，都可以练习提肛契合法。

（3）保持提肛的时间可以随意调整。

（4）如果患有痔疮，在收缩肛门时，要尽量使突出的血管先往里缩。

（5）结合倒箭式等倒立姿势练习提肛契合法，能预防和减轻痔疮。

四、大契合法

（一）动作要领

（1）坐着，双腿伸直。

（2）弯左膝，把左脚掌贴着右大腿内侧，身体前倾，双手或手指着地。稍微撑起臀部做提肛契合法，左脚跟往内移，坐在脚跟上，脚跟紧紧地顶住肛门。

（3）坐好后，向前略微弯身，右腿不要弯曲，用两手抓住大脚趾。

（4）适度地吸气，逐渐过渡到深吸气，然后屏气不呼，同时收缩会阴。在舒适的范

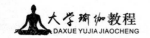

围内尽量延长屏气的时间。如果感觉头晕或有头轻（飘飘）的感觉，可能是屏气过久，要及时调整呼吸。

（5）慢慢地呼气，继续握着脚趾，结束提肛契合法和会阴收束法。这是一个完整的回合。

（6）重复以上动作。

（7）交换双腿的位置，重复以上动作。

（二）降低难度法

任选下面一种或两种结合做：

（1）在做上面第（2）步时，上身端坐而不前倾，双手放在膝上。

（2）在练习中，不要屏气，保持自然的呼吸。

（三）健身功效

促进消化，促进腹部疾病的恢复，减轻便秘和痔疮，促进身心的安宁平静。

（四）注意事项

（1）如果觉得大契合法的练习非常困难，可以试试降低难度的做法，或者不做这个练习。

（2）练习时把意念集中在肛门括约肌或者会阴部位。

（3）刚开始练习时，可以在每边做两次，练习一段时间后，再逐步增加练习次数。

（4）如果患有痔疮，在收缩肛门时，要尽量使突出的血管往里缩。

（5）要深化练习，就把注意力集中在两眉之间的中心点。

（6）有心血管问题（如高血压）的人练习大契合法时不要屏气。

五、手指契合法

（一）动作要领

（1）按一种瑜伽冥想姿势打坐。

（2）两手作出以下手势：轻轻把食指指尖和大拇指指尖靠在一起。其他三个手指放松，但不要弯曲。

（3）把双手放在膝上，掌心向上。

（二）健身功效

（1）帮助心灵变得更稳定。

（2）做这样的手势有助于使冥想姿势练习更完善、更有力。

（三）注意事项

这个手势的可替换做法是把食指弯曲到它们触及大拇指的基部。其余同上。

第五节　瑜伽调息法

瑜伽呼吸控制法可以增加体内氧气，促进血液循环，促使体内疲劳物质尽快分解。横膈膜的大幅度上下运动可对内脏进行按摩，加快体内积存废物的排出，从内到外地净化体内环境，净化大脑，放松心情。瑜伽呼吸控制法还能够提高肺的机能，增强呼吸系统的免疫力，使心脏规律地运动，为大脑增添活力，与瑜伽体位法配合，达到"身体内部运动"的目的。

正确的呼吸控制法可以呼出体内的废气，吸入新鲜的空气，开发呼吸的潜力，提高肺脏吐故纳新的能力，从而改善身体各个系统的能力，改善各个系统间平衡协调的能力，全面提高身体的健康水平。

我们的自律神经不以人类意志为转移地进行着运动，但是，我们可以通过控制"呼"和"吸"的运动来控制自律神经。人体的自律神经分为两种——交感神经和副交感神经。吸气时，使身体兴奋的交感神经发生作用；呼气时，使身体休眠的副交感神经发生作用。所以，我们可以通过改变呼和吸的节奏来调节交感神经和副交感神经的平衡。

一、成功式调息法

成功式调息法也叫乌加依呼吸法，是瑜伽呼吸技巧的基础，也是练习最广的呼吸技巧。

（一）练习姿势

舒适坐姿，挺直头部和脊柱，闭上眼睛，放松全身。

（二）动作要领

通过两个鼻道吸气，会厌半开半闭，吸气时放松发出"Sooo"的声音（屏息），呼气时发出"Hammm"的声音。初学者以自然节奏做8~10次，逐渐过渡到保持吸气呼气之间的比例为1：2，或呼气时间更长，练习结束"挺尸式"躺下。在空腹情况下，还可以双鼻道吸气，左鼻道呼气。

（三）健身功效

成功式呼吸法最显著的功效是净化身体内部环境，清洁能量通道，通过外部控制激活协调能量，可以放松身体，减少疼痛，缓解失眠和偏头疼，降低血压，减缓心率，治疗各种喉咙病症。

（四）注意事项

（1）勿突出腹部并尽量放松面部。

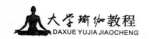

（2）半开半闭会厌时，勿收缩面部与鼻子肌肉。

（3）每次呼气时，让声音保持一致，并且不要过分用力。

（4）初学者，心脏病，高血压患者，孕期、生理期女性勿加入屏息。

二、太阳调息法

（一）动作要领

（1）舒适坐姿，挺直头部和脊柱，闭上眼睛，放松全身。

（2）右手做成智慧手印，用无名指封堵左鼻道，以右鼻道吸气（屏息），然后用大拇指封堵右鼻道，以左鼻道呼气，至此为一轮。

（二）健身功效

太阳调息法可以增强交感神经功能、降低副交感神经功能，促进新陈代谢，增强消化。

（三）注意事项

高血压、心脏病患者及生理期、孕期女性不宜练习。

三、冷却调息法

这是一种能够使全身平静的调息法，主要特点是用嘴巴缓缓呼吸，再通过两个鼻孔徐徐呼气。这样逐渐使全身平静，同时放松神经系统。

（一）练习姿势

按一种舒服的姿势打坐，把双手放在双膝上。上身脊柱、头部、颈部始终保持平直，双目闭合，全身放松。

（二）动作要领

舌头前伸，触及牙齿内侧，嘴唇微微张开，上下齿间留有缝隙，空气可以从缝隙中进入口中。用嘴吸气，感觉空气经过整个舌体。在不过于用力的情况下，尽可能多地吸入空气。接下来，用两个鼻孔慢慢呼气，直至呼完所有吸入的空气。这是一个完整的过程，至少练习10遍。

（三）健身功效

这个方法能使肌肉放松，血液净化，对整个人体和神经系统具有镇定和放松的作用。还可促进周身元气运行流畅，抑制心情忧郁和精神紧张。

（四）注意事项

（1）冷却调息法在练完瑜伽姿势及其他调息法后练习。然后可以进入冥想，感觉口腔、喉咙、脊柱神经等部位都是冰凉的，因此变得安静而平和，让这种感觉传递全身。冥想过程应控制在 3 分钟以内。

（2）高血压患者做此练习时，不要同时练习收额收束法和悬息，每次练习只限于 10 个回合。有心脏病的人不应该练习此法。

四、蜂鸣调息法

（一）练习姿势

按一种舒适的瑜伽坐姿打坐，脊柱挺直。

（二）动作要领

（1）闭上双眼，放松全身片刻。

（2）嘴巴在整个练习过程中都是闭紧的，通过两只鼻孔满满地吸气，蓄气不呼，进行收额收束法和会阴收束法，坚持几秒钟，然后恢复正常呼吸。

（3）将两手的食指轻柔地推进两外耳道，塞住两只耳朵。嘴巴继续闭紧，上下牙齿分开，然后缓缓呼气，产生一种如同蜜蜂一样的连绵不断的嗡嗡声。呼气应缓慢而有节律，将意识完全集中于声音的振动上面。这是一个回合。

（三）健身功效

蜂鸣呼吸有助于缓解紧张、焦虑和易怒的情绪，降低血压，维持平和的心态，还能消除咽喉不适，对嗓子非常有益。

（四）注意事项

初学者开始只能进行 3~5 个回合，以后逐步增加次数。进行这个练习时不要采取俯卧的体位，以免由于压迫声门而对肺部造成损伤。

五、风箱调息法

（一）练习姿势

按一种舒适的坐姿坐定，头和脊柱保持挺直，闭上双眼，放松全身。

（二）动作要领

第一阶段：

（1）右手放在脸部前面，食指和中指放在前额，拇指在右鼻孔旁、无名指在左鼻孔旁，小指伸直。左手放在左膝上。

（2）以拇指压住鼻旁，闭住右鼻孔。腹部快速而有节奏地扩张、收缩，气体经由左鼻孔快速地被吸入和呼出 20 次。

（3）深吸一口气，用拇指、无名指从鼻子两旁压迫，进行收额收束法和会阴收束

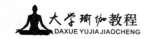

法，保持几秒钟，然后呼气，并恢复正常呼吸。

（4）用无名指闭住左鼻孔，腹部快速而有节奏地扩张、收缩，气体经由右鼻孔快速地被吸入和呼出 20 次。

（5）再次深吸一口气，重复进行第 3 步的练习。这是一个回合，每次做 3 个回合。

第二阶段：

按第一阶段同样的坐姿坐定，双手放在双膝上，同时通过两只鼻孔快速呼吸 20 次。接着深深地吸气、屏息，进行收颔收束法和会阴收束法，保持几秒钟，呼气，恢复正常呼吸。

这是一个回合，共做 3 个回合。

（三）健身功效

风箱调息法有助于净化肺部，排除多余气体，对缓解哮喘、肺结核等疾病症状有一定效果。还能消除喉部炎症，使人思维清晰，心态平静。

（四）注意事项

（1）练习时应避免剧烈呼吸以及过度摇晃身体，如果感到发晕表示练习方法有误。在做这个练习时，每做一个回合，都应充分休息一下，保持放松。高血压、眩晕症或心脏病患者不要擅自做风箱调息法。初学者练习时应谨慎。

（2）这是一个非常极端的练习。在这个练习中，要始终牢记放松。不要猛烈呼吸到面部歪曲或身体强烈震颤。如果有一点点震颤，也不必担心。开始时，呼吸应相当慢。一两周之后才逐渐增加呼吸的速度。

（3）如果开始感到眩晕和出汗，或二者任一现象产生，这意味着风箱式呼吸做得不正确。如果是这种情况的话，试试减少空气量的吸入、减慢速度和呼吸的力量，一定要放松。如果发现自己练习时总是少不了发生以上消极现象，那就停止练习。

（4）患有高血压、心脏病、眩晕症的人不该练习这种调息法。身体虚弱和肺活量小的人以及患有严重耳、眼疾病的人也不应该练习这种调息法。如果在做这个练习时鼻子流血或耳痛，则应立刻停止。

（5）不论任何人，风箱式练习得太多，都要损坏身体，因此人人都得有节制和小心谨慎地练习。

（6）不能在空气受到污染的地方练习。

六、圣光调息法

这是清洁头脑额区的一种功法，可以在任何时间练习，特别适合在冥想前练习。

（一）练习姿势

任选一种舒适的瑜伽坐姿打坐，合上双眼，放松全身。

（二）动作要领

与风箱调息法一样进行腹呼吸，重点放在呼气上。与风箱调息法不同的是，应让吸气慢慢地自发地进行，只是微微地用力呼气，每次呼完之后稍做悬息，然后轻轻吸气。呼气 50 次，然后深深呼气，做收颌收束法、收腹收束法和会阴收束法，意识集中于眉心，感到空虚和宁静。接下来解除三种收束法，缓缓吸气，放松全身。这就完成了一轮。每次共做 5 轮。

（三）健身功效

圣光调息法给予大脑充分的休息，并让心情在空虚的状态中重获活力。这个调息法有助于缓解脑血栓的形成。

（四）注意事项

如果悬息时间增加，效果会更好，但也不宜太长，以感到舒适为限。

七、纳地净化功

（一）练习姿势

可任选以下坐姿：莲花坐、至善坐或简易坐。背部挺直，双手放在膝上。闭上眼睛，全身放松，意识集中在自己的呼吸上。

（二）动作要领

第一阶段：

（1）右手的食指和中指并拢，放在前额，大拇指放在右边鼻孔旁边，无名指放在左鼻孔旁边，用大拇指和无名指控制鼻孔的气流出入。

（2）用大拇指轻柔地闭住右鼻孔，用左鼻孔缓慢而深长地呼吸，共进行 5 次完全的呼吸。然后移开大拇指，用无名指闭住左鼻孔，完全用右鼻孔呼吸，也是进行 5 次。要点和提示：①每次呼气和吸气都要尽量去完成，但以不感到气促为度。如果有气促的感觉，则表明吸气或呼气的时间太长，应该适当减少吸气量。当然，经过练习，可以逐渐增加吸入的空气量。②呼吸时不要过于快速或粗重，气流进出鼻孔时最好不要发生任何声响。③要学会控制吸气和呼气过程，吸气和呼气的持续时间大致相同。

（3）以上就是一个回合，接下来继续进行，共做 25 个回合。

（4）第一阶段做 15～20 天，如果没有什么困难，就继续做第二阶段的练习。

第二阶段：

（1）右手的位置与第一阶段相同。

（2）用大拇指闭住右鼻孔，通过左鼻孔吸气，然后闭住左鼻孔，通过右鼻孔呼气。继续闭住左鼻孔，用右鼻孔吸气，接着闭住右鼻孔，通过左鼻孔呼气。就这样，左吸→右呼→右吸→左呼，两个鼻孔交替地进行呼吸，组成一个回合。

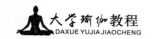

（3）第二回合再次从左鼻孔吸气开始，然后通过右鼻孔呼气，循环下去，每次做25个回合。要点和提示：与第一阶段的要求一致。应该将第二阶段和第一阶段的练习一起做10天。

第三阶段（纳地净化功的高级阶段）：内悬息。

在这一阶段中增加了悬息的内容，只有能轻松地做到吸气和呼气的时长一致时（可以在吸气和呼气时心里默默计数，比如从1数到5，以帮助确定），才可以开始这一阶段的练习。

与前两个阶段唯一不同的是，每次吸气之后都要悬息，具体程序是：左吸→悬息→右呼→右吸→悬息→左呼。这是一个回合，共做25个回合，要尽所能地去做，不要过于勉强。要点和提示：在这个阶段，要学会掌握吸气、悬息和呼气的时间，这三者应该是相等的。可以在这过程中心里默念数字（例如从1数到8），以掌握准确的时长。如果感到上述功法有难度，则可以稍加变化，改为每两次吸气才悬息一次。在能够轻松自如地做完25个回合之后，继续进行两个星期的练习，然后开始内、外悬息相结合的阶段。

第四阶段（纳地净化功的高级阶段）：内悬息、外悬息结合。

在这个阶段，吸气或呼气之后都需要悬息。具体程序如下：左吸→悬息→右呼→悬息→右吸→悬息→左呼→悬息。这是一个回合，循序渐进地做25个回合。要点和提示：在这个阶段，吸气、悬息和呼气的时间也应该是相等的，具体办法见第三阶段。

（三）健身功效

纳地净化功是瑜伽练习中极其重要的呼吸术。这一功法能清除血液系统的毒素，供应给身体更多的氧气，排出二氧化碳和肺部的废气。人体会因此而感到安宁、平静、精力充沛。此外，纳地净化功能帮助清理人体经络系统，扫除生命之气在经络中通行的阻碍。此外，它能帮助人控制感官，为冥想练习做好准备。

（四）注意事项

熟练的练习者可以将纳地净化功和某些收束法练习结合起来做，更能增强各自的练习效果。比如在内悬息时兼做收腹收束法，在内悬息和外悬息时兼做收颌收束法和会阴收束法，等等。

八、心灵呼吸功

这种练习人人都可以做，其对全身的影响是非常微妙的。

（一）练习姿势

任选一种自己感觉舒适的姿势，坐着、站着、躺着都可以。

（二）动作要领

舌头后卷，舌的腹部抵住上腭，完成简式舌锁契合法，同时收缩喉头的声门。用鼻孔深沉而柔和地呼吸，每次吸气，似乎从喉头传来一个"萨"的声音，而呼气时则是"哈"的声音，像轻微的打鼾声或者一个婴儿睡眠时的声音。会感觉气息似乎不是由鼻孔出入，而是从喉咙出入的。

（三）健身功效

心灵呼吸功可安定神经系统，使心灵变得平和。慢性疲劳者以及失眠者可以采取仰卧放松功的姿势练习（舌头不后卷），对改善症状大有裨益。还能减慢心搏，因此有利于高血压的康复。此外，它也是冥想练习前最有效的准备功法之一。

（四）注意事项

心灵呼吸功可以配合其他调息法、收束法、契合法一起练习，能增加彼此的效果。

九、昏眩调息法

舒适打坐，双眼闭合约 90%，缓慢而深长地吸气；悬息由一数到三，做收颌收束法；非常缓慢而彻底地呼气，抬起头，吸气，重复练习此法 2～3 次。

思考题：

1. 瑜伽调息法种类及其注意事项。
2. 瑜伽调息法的作用。
3. 瑜伽收束法、契合法、调息法之间的区别与联系。

第三章　瑜伽体位法

章前导言：本章分级介绍了瑜伽体位法的练习方法、健身作用和注意事项，以及一些经典的瑜伽套路。

数千年来，瑜伽修行者创立的体位法共有 8000 种之多，包含了伸、拉、扭、屈、压、提等各种动作。现如今流行的瑜伽体式分类多种多样，有依照体式功效分类的，如瘦身类、养颜类、养生类、理疗类等；有依照瑜伽体位法的起始动作分类的，如坐姿类、跪姿类、仰卧类、站姿类及其衍变的姿势。在这里我们依照身体的姿态将动作分为坐姿类、伸展类、前屈类、后展类、扭转类、平衡类和倒置类；并依据体式完成的难易程度以及大学生身心发展特点，由低到高划分出一至五级。

第一节　大学生健身瑜伽一级体式

一、坐姿类

（一）简易坐

简易坐是初学者最理想和最合适的瑜伽冥想姿势。

方法：坐在垫子上，两腿向前伸直，弯曲左小腿，把左脚放在垫子上（或者右大腿之下），弯曲右小腿，把右脚放在垫子上（或者左大腿之下），双手放在两膝之上（图 3—1）。换相反的体位继续保持坐姿。

作用：加强两髋、两膝和两踝，补养和加强神经系统，减轻和消除风湿及关节炎。

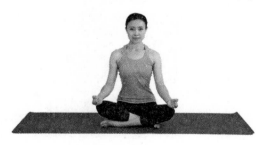

图 3—1

（二）山式坐姿

方法：坐在垫子上，双腿并拢伸直，背、颈和头部都要保持挺拔，肩下沉，两臂自然下垂，双手掌心向下，轻放于臀部两侧（图 3-2）。

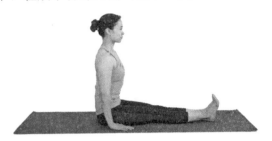

图 3-2

（三）金刚坐

方法：两膝跪地，两小腿胫骨和两脚脚背平放地面，两膝靠拢，将两个大脚趾相互交叉，使脚跟向外打开，伸直背部，将臀部放在两脚内侧，放在两个分开的脚跟之间，两臂自然放在体侧（前视图 3-3、侧视图 3-4）。

作用：金刚坐是一个非常适合初学者的坐姿，特别是对于患有坐骨神经痛、骶骨感染或类似疾病而无法盘坐的人来说更是如此。由于金刚坐的练习，对骨盆肌肉有一定的伸展作用，所以是非常有益的产前练习。骨盆肌肉的伸展还按摩连通生殖器官的纤维，对所有的生殖腺体和生殖器官有益，有助于防止疝气和生殖器官疾病。

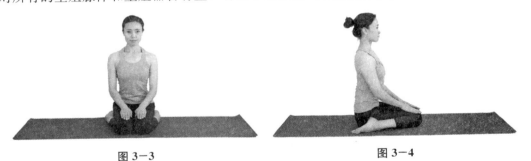

图 3-3　　　　　　　　　　　　　图 3-4

二、伸展类

（一）山式

方法：（1）双脚并拢，脚跟和大拇指相互碰触，伸展所有脚趾平放于地面。

（2）膝部绷直，膝盖向上提升，收缩臀部，提拉大腿后侧肌肉。收腹，挺胸，脊椎骨向上伸展，颈部挺直。

（3）将身体重心均匀分布在脚跟和脚趾上，双臂放于身体两侧，五指并拢（图 3-5）。

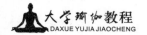

作用：使身体轻盈，精神敏捷活跃，有利于形成正确的站姿。

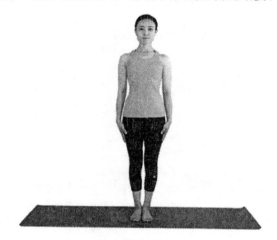

图 3－5

（二）风吹树式

预备姿势：山式站立（图 3－5）。

方法：（1）吸气，双臂经侧向上伸展，双手合十（图 3－6）。

（2）呼气，身体向右侧弯曲，头保持在两臂之间（图 3－7），眼睛向前看，保持10秒。

（3）在另一侧重复这一体式，重复 10~12 次。

作用：增强平衡感，提高集中注意的能力；扩张胸部，放松肩关节，改善体态，并使下背部、腰部、双髋的腹部内脏器得到伸展和按摩。

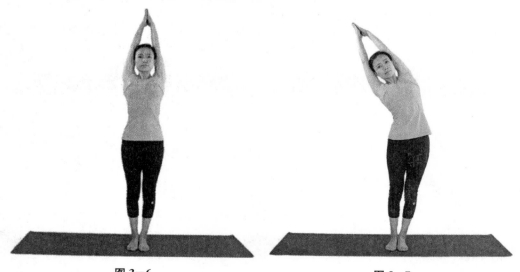

图 3－6　　　　　　　　　　　　图 3－7

（三）幻椅式

预备姿势：山式站立（图 3—5）。

方法：（1）吸气，两臂侧向上，双手在头顶合十。

（2）呼气，屈膝，放低躯干，尽量使大腿与地面平行，双臂与背部成一线，正常呼吸，保持 30 秒（图 3—8）。

（3）吸气，伸直双腿，手臂经侧还原，回到山式。

作用：缓解肩部僵硬；纠正腿部细微的畸形，踝骨日益强壮，腿部肌肉也得到均衡的发展；提升横膈膜，心脏得到轻柔的按摩；增强背部和腹部器官，完全扩展了胸部。

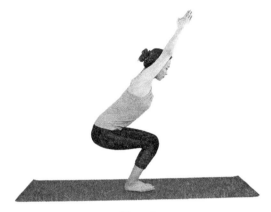

图 3—8

（四）四脚板凳式

预备姿势：金刚坐（图 3—3）。

方法：臀部离开脚跟，双手放在垫子上，两膝分开大约 10 厘米，两臂、大腿与地面垂直（图 3—9）。

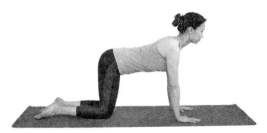

图 3—9

（五）猫伸展式

预备姿势：四脚板凳式（图 3—9）。

方法：（1）吸气，收缩背部肌肉，胸腔上提，打开双肩，尾骨上提（图 3—10）。

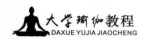

（2）呼气，感觉肚脐内收向上，拱背，将头垂落至两臂间，呈拱形，重复练习 8～12 次（图 3—11）。

（3）吸气，回到预备姿势，将臀部向后移送到双脚跟上，挺直腰背部，双手放于大腿上，十指相对，深呼吸放松。

作用：滋养脊柱神经，增强脊柱弹性，并放松颈、腰、肩、背，缓解背痛，所有的内脏器官和腺体得到按摩、保养，补养、增强神经系统，改善血液循环，增进消化并有助于减少腰腹赘肉，对于女性痛经、经期紊乱有很好的调理效果，也是女性生理期保健的好姿势。

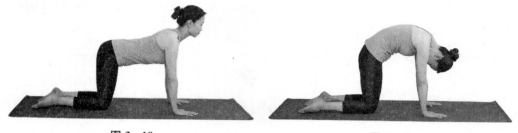

图 3—10　　　　　　　　　　　　　　图 3—11

（六）虎式

预备姿势：四脚板凳式（图 3—9）。

方法：（1）吸气，抬头，胸腔扩张，把右腿向后伸展，在抬腿时保持骨盆稳定，髋部不外翻，伸直膝盖，脚趾指向后方（图 3—12）。

（2）呼气时，收腹拱背，将头垂落至两臂间，屈右膝，膝盖碰触鼻尖，始终保持脚趾略高于地面（图 3—13）。

（3）将右膝还原到垫子上，回到预备姿势，再将左腿向后伸展，重复这一体式，做 6～8 次。

（4）然后还原成预备姿势，将臀部向后移送到双脚跟上，挺直腰背部，双手放于大腿上，十指相对，深呼吸放松。

作用：使脊柱得到伸展和运动，强壮脊柱神经和坐骨神经，减少髋部和大腿区域的脂肪，强壮生殖器官，是孕前产后调理的最佳练习。

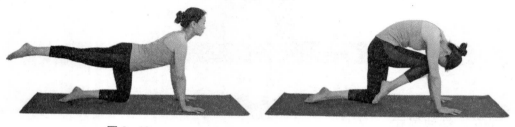

图 3—12　　　　　　　　　　　　　　图 3—13

（七）上伸腿式

预备姿势：仰卧（图 3—14）。

方法：（1）呼气，双腿抬高到与地面呈 30°角，保持 15～20 秒，正常呼吸（图 3—15）。

（2）呼气，把双腿抬高到与地面呈 60°角，保持 15～20 秒，正常呼吸（图 3—16）。

（3）再次呼气，把双腿抬高到与地面垂直，保持 30～60 秒，正常呼吸（图 3—17）。

（4）呼气，缓缓放低双腿至 60°（图 3—16）、30°（图 3—15），直至双腿回到地面，放松。整个过程始终保持双膝伸直，双脚并拢。

作用：这是一个腹部减肥的练习，可以增强腰部，加强腹部器官，缓解胃部胀气等。

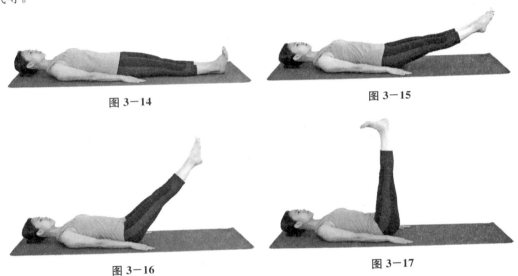

图 3—14

图 3—15

图 3—16

图 3—17

（八）骑马式

预备姿势：四角板凳式（图 3—9）。

方法：（1）吸气，将左腿向前迈一大步，右腿向后充分伸展，右脚趾回勾落地。

（2）呼气，髋部向下沉，背部平整，胸腔向上提，双手放于左脚两侧，目视前方，保持 3～4 组呼吸（图 3—18）。

（3）回到四脚板凳式，在另一侧重复这一体式。

作用：伸展大腿前侧和后侧肌肉，促进骨盆血液循环。

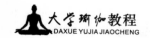

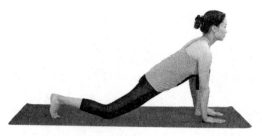

图 3—18

（九）简易鸽式

预备姿势：四角板凳式（图 3—9）。

方法：（1）吸气，左腿向前移动，使左膝放于双手之间，左膝、左小腿外侧及脚背落在垫子上，膝关节朝向正前方，左脚跟靠近耻骨。

（2）呼气，右腿向后伸展，右大腿前侧、膝盖落实在垫子上，将右侧髋部向下沉，双臂与地面垂直（图 3—19）。

（3）吸气，扩张胸腔，脊柱向上伸展，呼气，使髋部下沉，保持 3～4 组呼吸。

（4）回到四脚板凳式，在另一侧重复这一体式。

作用：伸展臀部和大腿前侧肌肉，灵活脚踝、膝关节和髋关节，胸腔的扩张有助于肺部充分吸收养分。

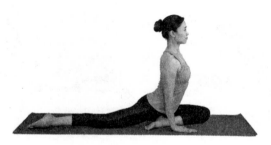

图 3—19

三、前屈类

（一）大拜式

预备姿势：金刚坐（图 3—3）。

方法：（1）吸气，双臂经侧向上举过头顶，上臂贴向双耳，掌心朝前。

（2）呼气，躯干前屈，双手及小臂落于垫子上，前额落地，双臂伸直，臀部贴近脚跟，脚后跟略分开（图 3—20）。

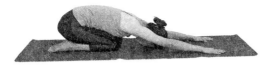

图 3—20

（二）直角式

预备姿势：山式站立（图 3—5）。

方法：（1）吸气，两臂经侧向上举过头顶，双手十指交叉，翻转掌心（图 3—21）。

（2）呼气，身体前屈，使背部与地面平行，双臂在头的两侧，眼睛看向地面，保持背部平展，身体重心移至脚掌，使大腿与地面垂直（图 3—22），保持 3～4 组呼吸。

（3）吸气，直立身体。呼气，双臂经两侧还原。

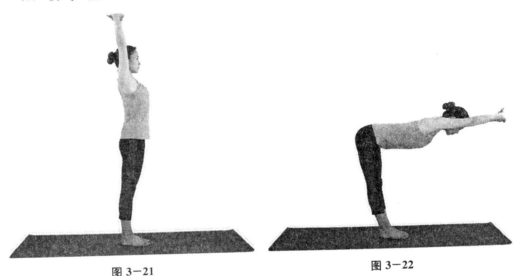

图 3—21　　　　　　　　　　　　图 3—22

（三）单腿背部伸展式

预备姿势：山式坐姿（图 3—2）。

方法：（1）屈右膝，右脚掌抵住左大腿内侧，脚跟拉向臀部，右膝外侧落在地面上，借助双手的帮助，让右脚脚跟牢牢抵住会阴处（图 3—23）。

（2）吸气，两臂经前向上伸展过头顶，大臂贴于双耳，掌心朝前，微仰头向上看，伸展背部（图 3—24）。

（3）呼气，身体从下背部开始前屈，使右手抓住左手手腕。两肘弯曲，使腹部贴靠大腿，额头触胫骨，放松颈部肌肉，让颈部向下垂，左膝始终保持伸直，保持 15 秒左右（图 3—25）。

（4）吸气，慢慢抬高躯干，伸直右腿，放松，然后在另一侧重复这一体式。

作用：伸展、放松背部，腘绳肌也得到伸展，髋关节得到放松，滋养脊柱神经；有

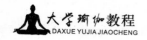

助于消除腰围线上的脂肪，强壮肝脏、脾脏，使双肾、胰腺和肾上腺活动旺盛，并减少胃胀气，促进消化和排泄。

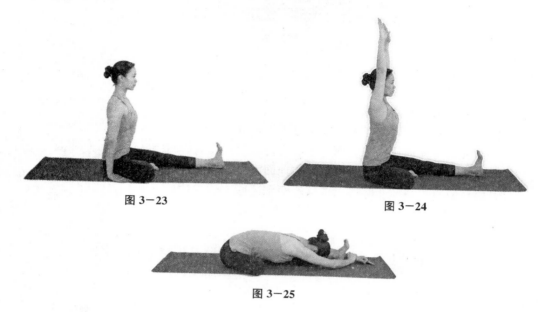

图 3—23   图 3—24

图 3—25

（四）锁腿式

预备姿势：仰卧，双腿伸直，双手放于身体两侧（图 3—14）。

方法：（1）吸气，屈右膝，两手十指交叉抱住右小腿胫骨，呼气，使右大腿尽量贴近胸腔。

（2）屏气，保持外悬息，抬头，尽量使鼻尖靠近右膝，在自己舒适的范围内保持动作，保持 3～4 组呼吸（图 3—26）。

（3）再次吸气，慢慢把头放回到地面，呼气，打开双手，伸直右腿，有控制地放落到地面。

作用：使胸腹浊气排出，消化系统得以调理和旺盛，伸展颈部肌肉，强化腹肌，便秘和胃胀气得到缓解。

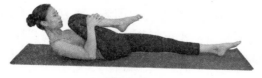

图 3—26

（五）增延脊柱伸展式

预备姿势：山式站立（图 3—5）。

方法：（1）吸气，两臂经前向上伸展，掌心朝前（图 3—27）。

（2）呼气，保持腰背挺直，身体前屈，双手抓住双脚踝。

（3）吸气，抬头，伸直双臂，使背部伸展，双膝伸直。呼气，放松双肩，保持3～4组呼吸（图3-28）。

（4）吸气，双臂向前伸展，身体直立，双臂经侧还原，回到山式。

作用：腹部器官得到增强，消化液分泌旺盛，增强肝脏、脾脏活力。

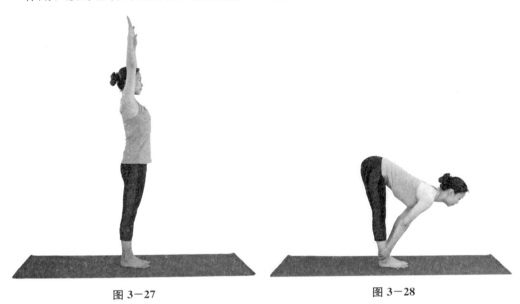

图 3-27　　　　　　　　　　　　　　　图 3-28

（六）站立前屈伸展式

预备姿势：山式站立（图3-5）。

方法：（1）吸气，两臂经前向上伸展，掌心朝前（图3-27）。

（2）呼气，保持腰背挺直，身体前屈，双手放在双脚旁，手指尖与脚趾尖在一线，掌心贴在垫子上，小腹贴近大腿，额头触胫骨，使双腿与地面垂直（图3-29），停留30～60秒。

（3）吸气，双臂向前伸展，身体直立，双臂经侧还原，回到山式站立。

作用：增强人体的弹性，伸展脊柱，脊柱神经得到补养、加强；身体前屈有助于强壮双肾、肝脏和脾脏；有助于减少月经期间下腹与骨盆部位的疼痛；是倒立练习必不可少的姿势，使头脑逐渐适应增加的血流和压力，可以克服精神和情绪波动，情绪化严重的人可以在这个姿势上得到改善，神经系统得到滋养，心率减缓。

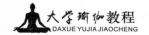

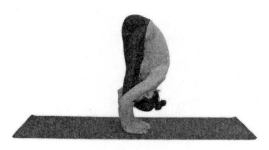

图 3—29

四、后展类

（一）人面狮身式

预备姿势：俯卧（图 3—30）。

方法：（1）双手放于头部两侧，指尖与头顶在一线，肘关节内收，吸气，将头抬起，把胸腔抬高，使大臂与地面垂直，目视前方（图 3—31）。

（2）呼气，放松双肩，放松腰部，使耻骨、大腿、脚背落实在垫子上，保持 3～4 组呼吸。

（3）再次呼气，还原身体，回到俯卧。

作用：使脊柱恢复活力，缓解背部僵硬、疼痛，加速骨盆区域血液循环。

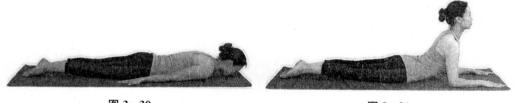

图 3—30   图 3—31

（二）简易蝗虫式

预备姿势：俯卧（图 3—30）。

方法：（1）下颌落在垫子上，双手掌心向下，放于身体两侧。

（2）吸气，将右腿向上抬起，膝盖伸直，脚趾指向正后方，使右侧髋部向下沉（图 3—32），保持 3～4 组呼吸。

（3）呼气，放落右腿，在另一侧重复这一体式。

作用：增强背部肌肉力量，按摩腹内脏器官。

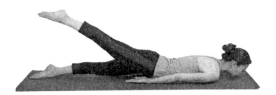

图 3—32

（三）蛇伸展式

预备姿势：俯卧（图 3—30）。

方法：（1）双手在背后十指交叉，掌跟相扣。

（2）吸气，头部、胸部离开垫子，大腿内侧收紧，双腿、双脚并拢向后伸展，脚背压实垫子，目视前方（图 3—33）。

（3）呼气，放松双肩，保持 3～4 组呼吸。

（4）再次呼气，身体还原，回到俯卧状态。

作用：有助于消化，消除胃胀气，增强脊柱弹性，加强背部肌肉力量，缓解腰部疼痛。

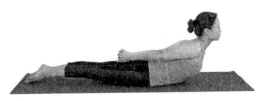

图 3—33

（四）展臂式

预备姿势：山式站立（图 3—5）。

方法：（1）吸气，双臂经侧向上举过头顶，掌心朝前。

（2）呼气，身体向后伸展，胸腔上提，避免头部过分后仰，头在两臂之间，保持 3～4组呼吸（图 3—34）。

（3）吸气，直立身体，两臂经侧还原，回到山式。

作用：强化脊柱，增强背部柔韧。

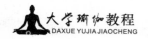

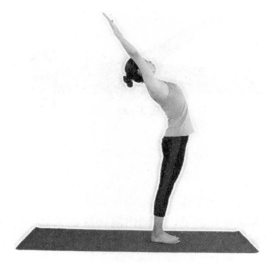

图 3—34

五、扭转类

（一）简易扭脊式

预备姿势：山式坐姿（图 3—2）。

方法：（1）弯曲左膝，左脚放在右大腿外侧，脚趾与右膝对齐（图 3—35）。

（2）吸气，右臂侧向上抬起（图 3—36），呼气，屈肘，躯干向左后方转动，右肘抱左膝，右手放于左大腿外侧，左手支撑在臀部的正后方，指尖朝后，掌心按压在垫子上，躯干、头向左后方扭转（图 3—37）。

（2）再次吸气，脊柱向上伸展，呼气，增大扭转幅度，保持 3～4 组呼吸。

（3）吸气，身体还原，呼气放松，在另一侧重复这一体式。

作用：增强脊柱弹性，使腹部器官得到很好的按摩和挤压。

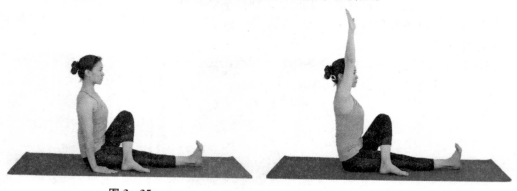

图 3—35　　　　　　　　　　　　图 3—36

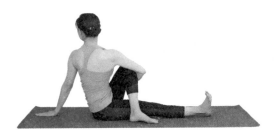

图 3—37

（二）腰躯转动式

预备姿势：山式站立（图 3—5）。

方法：（1）吸气，两臂侧平举，掌心朝下（图 3—38）。

（2）呼气，不移动双脚，使躯干右侧扭转，屈双肘，左手放在右肩上，右手放在后腰部，眼睛看向右后方，每次呼气，加强扭转的幅度（图 3—39）。

（3）再次吸气，两臂回侧平举，两臂还原，成山式，在另一侧重复这一体式。

作用：放松脊柱和背部肌肉群；防止和矫正各种体态不良；消除腰部和髋部的僵硬，减少脂肪；按摩内脏器官，缓解便秘，排出胃胀气。

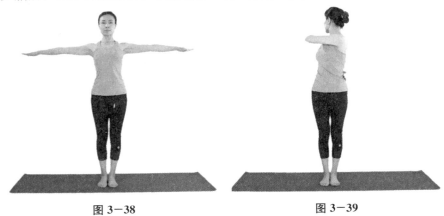

图 3—38　　　　　　　　　　　　图 3—39

（三）仰卧扭脊式

预备姿势：仰卧（图 3—14）。

方法：（1）两臂呈侧平举，掌心朝下（图 3—40）。

（2）吸气，弯曲左膝，左脚掌落在右膝盖上（图 3—41）。

（3）呼气，不要移动臀部和背部的位置，将身体向右扭转，右手扶左膝。

（4）将头转向左侧，保持呼气时，左膝渐渐靠近地面，左肩尽量不离开垫子（图 3—42、图 3—43），保持 3~4 组呼吸。

（4）吸气，缓慢地将左腿还原，在另一侧重复这一体式。

作用：放松脊柱和双肩，颈部肌肉也得以放松和伸展。

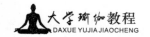
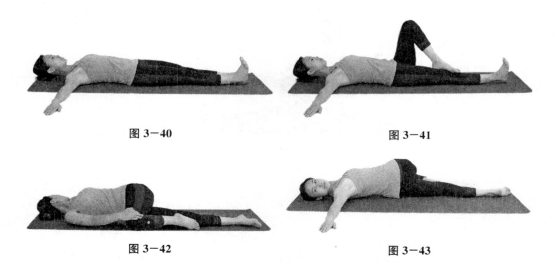

图 3—40　　　　　　　　　　　图 3—41

图 3—42　　　　　　　　　　　图 3—43

六、平衡类

（一）虎式平衡

预备姿势：四脚板凳式（图 3—9）。

方法：（1）右腿向后移动，使右脚掌支撑在垫子上，左手臂向前移动，手指触地。

（2）吸气，将右脚抬离垫子，右腿向后伸展，与地面保持平行（图 3—44），将左手抬离垫子，向前伸展，避免右髋外翻，控制身体的稳定与平衡（图 3—45）。

（3）呼气，将身体还原成预备姿势，在另一侧重复这一体式。

作用：减少髋部和大腿区域多余的脂肪，背部肌肉得到伸展，增强身体的稳定性。

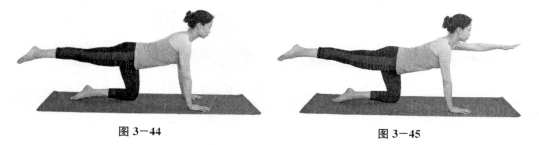

图 3—44　　　　　　　　　　　图 3—45

（二）摩天式

预备姿势：山式站立（图 3—5）。

方法：（1）双手在体前十指交叉，吸气，翻转掌心，将双臂向上举过头顶，伸展双臂（图 3—46），同时将脚跟向上提起（正视图 3—47、侧视图 3—48）。

（2）呼气，双肩放松，保持 3～4 组呼吸。

（3）再次吸气，双臂向上伸展，呼气，落下脚跟，双手打开，双臂经侧还原。

作用：伸展脊柱，促进背部、腰部及双肩的血液循环，有助于缓解疲劳。

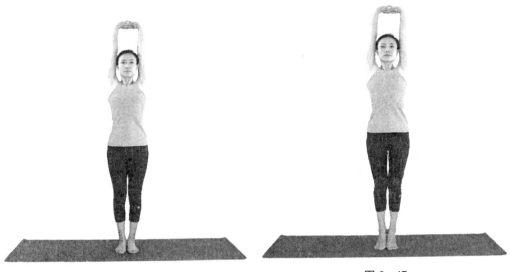

图 3-46　　　　　　　　　　　　　图 3-47

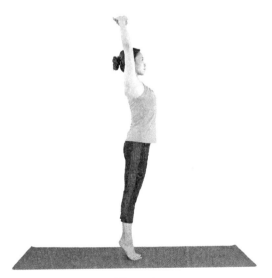

图 3-48

（三）树式

预备姿势：山式站立（图 3-5）。

方法：（1）重心放于右脚，屈左膝，左手抓住左脚踝，将左脚掌放在右大腿根部，脚趾尖向下，双掌胸前合十（图 3-49）。

（2）吸气，将双手沿着身体中线向上推举过头，伸直手臂放在头的两侧，打开双肩和胸腔，伸展颈椎，保持几个深长的呼吸（图 3-50）。

（3）然后双手还原至胸前合十，伸直右腿，回到山式站立。

（4）在另一侧重复这一体式。

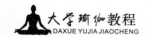

作用：补养和加强腿部、背部和胸部的肌肉；加强两踝，改善体态的稳定与平衡，增强集中注意的能力；放松两髋部位，并对胸腔区域有益。

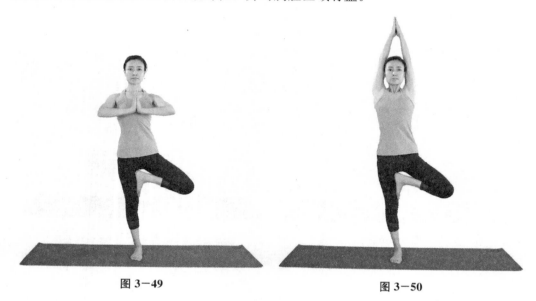

图 3—49　　　　　　　　　　　　图 3—50

七、倒置类

（一）叩首式

预备姿势：金刚坐（图 3—3）。

方法：（1）身体向前倾，在臀部不离开脚跟的前提下，让额头自然放在垫子上，双臂向后伸展，双手掌心朝上（图 3—51）。

（2）吸气，抬起臀部，头部向前滚动，直至头顶触垫子，大腿保持与地面垂直，双手位置不要移动，正常呼吸，保持 10 秒左右（图 3—52）。

（3）吸气，臀部回到脚跟，呼气，放松，再次吸气，坐起，挺直腰背部，成金刚坐，调整呼吸放松。

作用：这是完成头倒立的很好准备姿势，在这个姿势里，流向头部的血液量逐渐增加，使头部慢慢适应增大的压力，刺激眉心轮和顶轮，使思维更加清晰，失眠、头痛疾患得以改善。也是骆驼式练习后的很好的放松体式。

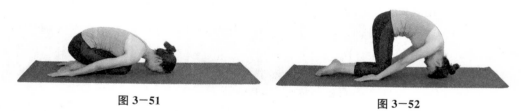

图 3—51　　　　　　　　　　　　图 3—52

八、大学生健身瑜伽一级经典组合

大学生健身瑜伽一级经典组合是大学生健身瑜伽的入门组合，包含健身瑜伽基本坐姿和前屈、后展、侧弯、中立伸展、平衡、倒置等元素，适合各个水平的习练者。一级经典组合以舒适为前提，需在每个体式上尽可能长时间地保持。习练时关注呼吸，如果在练习时受到干扰而分心，将注意力重新集中到呼吸上。

（1）山式，吸气，双臂经侧向上，双手合十，呼气，身体向右屈，吸气，还原身体，再次呼气，身体向左屈，吸气，还原山式（图3-53）。

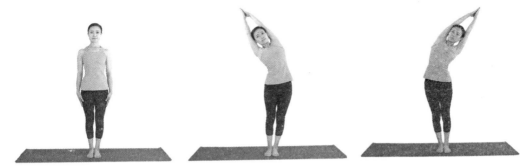

图3-53

（2）屈左膝，左脚放在右大腿内侧（图3-54），双手合十胸前，吸气，双臂举过头顶，呼气，双肩放松。还原山式，在另一侧重复（图3-55）。

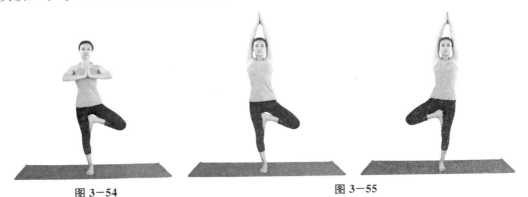

图3-54　　　　　　　　　　　　　图3-55

（3）吸气，双臂经侧向上，双手在头顶合十，呼气，屈双膝，使双膝尽量不超过脚尖，成幻椅式（图3-56）。

（4）吸气，伸直双膝，呼气，双臂经两侧打开，同时躯干前屈，双手抓住脚踝，吸气，延展脊柱（图3-57），呼气，保持。

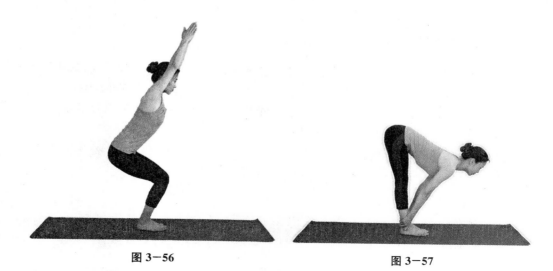

图 3—56 图 3—57

（5）双手放在双脚两侧，微屈双膝，吸气，左腿向后迈一步，呼气，左膝、左脚掌落地，成骑马式（图 3—58）。

（6）吸气，右腿向后，双膝、脚背落地，呼气，臀部坐于脚跟上，成大拜式（图 3—59）。

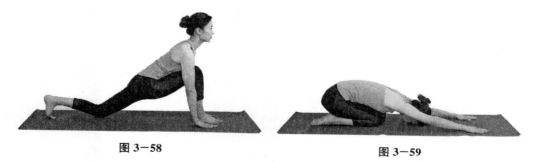

图 3—58 图 3—59

（7）吸气，臀部离开脚跟，成四脚板凳式（图 3—60）。

（8）吸气，抬头，延展脊柱，胸腔上提（图 3—61），呼气，低头，卷腹，拱背（图 3—62）。

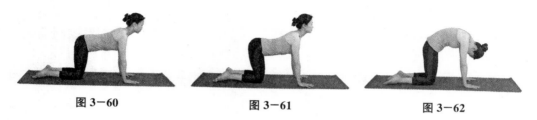

图 3—60 图 3—61 图 3—62

（9）吸气，左腿向前迈一大步，左脚落于双手之间，呼气，左膝、脚背落地，成骑马式（图 3—63）。

（10）吸气，左脚向后迈一步，呼气，成俯卧（图 3—64）。

（11）双手背后十指交叉，掌跟相触，吸气，身体向上抬起，成蛇伸展式（图 3—

65）。呼气，还原成俯卧。

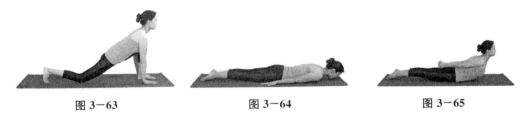

図 3－63　　　　　　　図 3－64　　　　　　　図 3－65

（12）双手放于胸部两侧，吸气，推起身体呈大拜式（图 3－59），呼气，放松。

（13）双手放在小腿两侧（图 3－66），吸气，臀部离开脚跟，前额向前滚动，使头顶触地，大腿与地面垂直，成叩首式（图 3－67）。

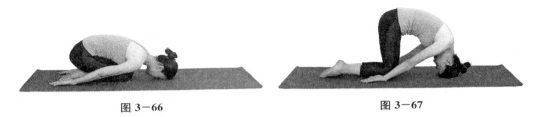

図 3－66　　　　　　　　　　　　図 3－67

（14）双手放于头部两侧，抬起头，成四脚板凳式（图 3－60），双脚、小腿交叉，臀部向后移动，坐在垫子上，双腿向前伸出，成山式坐姿（图 3－68）。

（15）弯曲右膝，右脚抵住左大腿内侧，吸气，双臂经侧向上伸展，呼气，躯干前屈，使腹、胸、额依次落于腿上，右手抓握左手手腕，成单腿背部伸展式（图 3－69）。

（16）吸气，直立身体，呼气，还原。

（17）吸气，右脚放于左大腿外侧，左肘抱住右膝外侧，呼气，躯干向右后方扭转，完成简易扭脊式（图 3－70）。

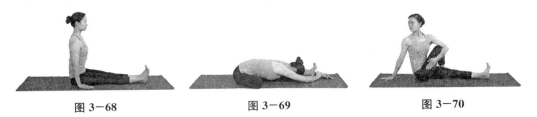

図 3－68　　　　　　　図 3－69　　　　　　　図 3－70

（18）吸气，还原，呼气，伸直右腿放松。

（19）弯曲左膝，左脚抵住右大腿内侧，吸气，双臂经侧向上伸展，呼气，躯干前屈，使腹、胸、额依次落于腿上，左手抓握右手手腕，成单腿背部伸展式（图 3－71）。

（20）吸气，直立身体，呼气，还原。

（21）吸气，左脚放于右大腿外侧，右肘抱住左膝外侧，呼气，躯干向左后方扭转，完成简易扭脊式（图 3－72）。

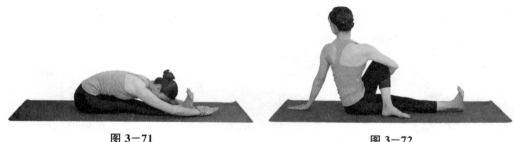

图 3—71   图 3—72

（22）仰卧，吸气，弯曲右膝，双手十指交叉，抱住右小腿胫骨中段，呼气，将右腿靠近胸前，同时抬起头，使鼻尖靠近右膝（图 3—73）。

（23）呼气，还原，在另一侧重复（图 3—74）。

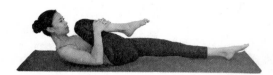   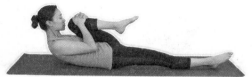

图 3—73   图 3—74

（24）仰卧，两臂打开成侧平举，弯曲右膝，右脚落在左膝上，躯干向左扭转，左手扶于右膝，头转向右侧，成仰卧扭脊式（图 3—75）。

（25）吸气，还原，呼气，伸直右腿放松，在另一侧重复（图 3—76）。

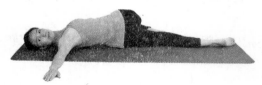   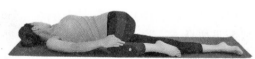

图 3—75   图 3—76

（26）仰卧，放松。

第二节　大学生健身瑜伽二级体式

一、坐姿类

（一）半莲花坐

预备姿势：山式坐姿（图 3—2）。

方法：（1）屈右膝，使右脚跟抵放在会阴处，脚掌紧贴在左大腿内侧。

（2）屈左膝，借助双手的帮助，将左脚放在右大腿上，脚心向上。

（3）使双膝帖放在垫子上，双手成智慧手印，放在双膝上，颈部和头部挺直（图3-77）。

（4）再将右脚放在左大腿之上练习半莲花坐。

作用：半莲花坐与莲花坐相比，效果稍逊。

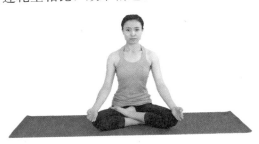

图 3-77

（二）至善坐

方法：（1）双腿并拢伸直，弯曲右腿，右手抓住右脚，脚跟紧紧抵住会阴部，右脚掌紧靠左大腿。

（2）弯曲左腿，将左脚放在右脚踝之上，左脚跟靠近耻骨，前脚掌或几只脚趾放在右大腿与小腿之间。背、颈和头部都要保持挺拔。

（3）双手成智慧手印，放在双膝上，颈部和头部挺直（图3-78）。

（4）再将左脚放在右脚踝之上练习至善坐。

作用：具有镇定安神的效果，对于脊柱下半段和腹部器官有补养、增强的作用，骨盆区域得到充分的血液供给，还可以缓解膝关节僵硬，预防风湿。

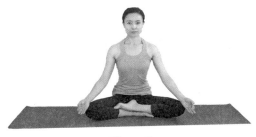

图 3-78

二、伸展类

（一）门闩式

预备姿势：跪立在垫子上，双膝脚踝靠拢（图3-79）。

方法：（1）左腿向左侧伸出，左脚与右膝在一条直线上，脚趾朝向左侧，左腿伸直，右大腿保持与地面垂直，吸气，两臂侧平举与肩同高（图3-80）。

（2）呼气，躯干向左侧弯曲，左手放于左脚踝处，右手臂举过头并紧靠近右耳，转

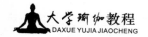

动头部，看向右上方，左侧臀部尽量向前推送（图 3—81）。

（3）保持 30 秒~1 分钟，正常呼吸，尽量使右肩向后伸展。

（4）吸气，两臂成侧举，呼气，收回左腿成跪立，两臂还原到身体两侧。

（5）在另一侧重复这一体式。

作用：骨盆区域得到伸展，使腹部肌肉和器官保持良好状态，腹部皮肤始终保持健康而不会松弛下垂，有助于缓解背部僵硬，消除腰围线上的多余脂肪。

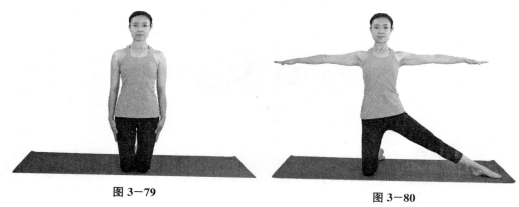

图 3—79   图 3—80

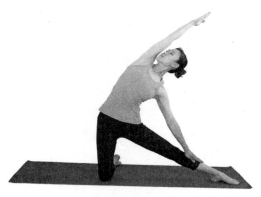

图 3—81

（二）战士一式

预备姿势：山式站立（图 3—5）。

方法：（1）双脚分开两个半肩宽，左脚向左转 90°，右脚向左转 60°，躯干向左转动。

（2）吸气，两臂经侧向上举过头顶，双手在头上合十。呼气，弯曲左膝直到左大腿与地面平行，小腿与地面垂直，弯曲的膝盖在脚踝的正上方。

（3）完全伸展右腿，膝关节上提并伸直，伸展脊柱，右脚外侧不要抬起（图 3—82）。

（4）保持这个姿势 20~30 秒，正常呼吸。在右侧重复这一体式。

（5）吸气，伸直膝盖，躯干还原，呼气使两臂经侧还原，回到山式站立，放松身体。

作用：胸部得到完全的扩展，有助于增进深呼吸，缓解肩部和背部的僵硬，强健脚踝和膝盖，对颈部僵硬也有治疗效果，同时减少髋部、臀部的脂肪，增强平衡感和专注力。

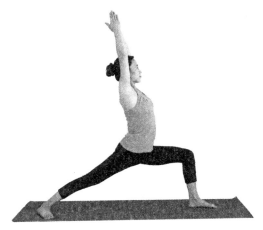

图 3—82

（三）战士二式

预备姿势：山式站立（图 3—5）。

方法：（1）吸气，双脚分开成两半肩宽，吸气，两臂侧平举，掌心朝下，呼气，双肩放松。

（2）吸气，左脚向左转 90°，右脚向左转 60°，呼气，弯曲左膝直到左大腿与地面平行，小腿与地面垂直，左膝在脚踝的正上方，右腿伸直，右膝关节上提。

（3）双手向两侧尽量延伸，头转向左侧，眼睛注视左手指尖的方向（图 3—83）。

（4）保持这个姿势 20~30 秒，保持深长的呼吸，吸气，伸直左膝，呼气，还原。

（5）在另一侧重复这一体式。

作用：使腿部肌肉更为匀称、强健，同时也能缓解小腿和大腿肌肉痉挛，增强腿部和背部肌肉弹性，强化腹部器官。

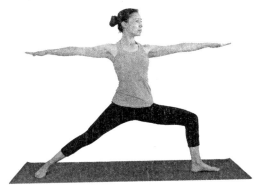

图 3—83

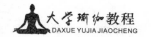

（四）八体投地式

预备姿势：四脚板凳式（图 3—9）。

方法：（1）吸气，脚趾回勾点地。

（2）呼气，身体前移，屈肘，使胸部落于双手之间的垫子上，肘关节内收，臀部微微抬离地面，使下颚、胸部、双手、双膝、双脚前脚掌八个部位接触地面（图 3—84）。

（3）吸气，还原成四脚板凳式，呼气，大拜式放松。

作用：增强手臂及手腕的支撑力量，强化背部肌肉，柔软、灵活脊柱。

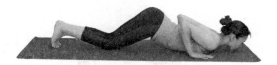

图 3—84

（五）斜板式

预备姿势：金刚坐姿（图 3—2）。

方法：（1）臀部离开脚跟，身体前移，双手放在垫子前端，成四脚板凳式（图 3—9）。

（2）双脚回勾点地，吸气，双腿依次向后伸直，脚掌接触垫子，只有双手、两脚掌支撑身体，使颈部后侧和脊柱在一条线上（图 3—85）。

（3）呼气，屈膝，放落身体，成大拜式，放松。

作用：锻炼腹部肌肉，使凸起的腹部内收，矫正不良体态，塑形美体。结实的腹肌和背肌有助于保护和强壮腰背，避免腰背扭伤或受到其他伤害。

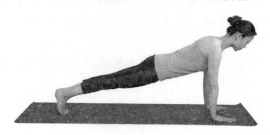

图 3—85

三、前屈类

（一）双腿背部伸展式

预备姿势：山式坐姿（图 3—2）。

方法：（1）吸气，两臂经侧向上伸展过头顶，大臂贴于双耳，掌心朝前，伸展背部。

（2）呼气，躯干前屈，使右手抓握左手手腕。

（3）弯曲双肘，使腹部贴靠大腿，额头触胫骨，放松颈部肌肉，让颈部向下垂，双膝始终保持伸直，保持 15 秒左右（图 3－86）。

（4）吸气，双臂经前向上，直立躯干，呼气，两臂经侧还原，放松。

作用：使整个背部双腿肌肉得到伸展、强壮，从而恢复精力，增进脊柱力量和弹性，腹部脏器受到挤压和收缩，从而改进消化和排泄，同时可以改善血液循环，使心脏得到按摩，舒缓压力，有效调理、治疗痔疮、便秘、阳痿、经期问题以及肝肾功能失调。

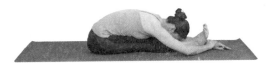

图 3－86

（二）束角式

预备姿势：山式坐姿（图 3－2）。

方法：（1）屈双膝，两脚跟、脚掌心相对，双手抓住脚趾，脚后跟靠近会阴，双手十指交叉抱住脚趾尖。吸气，脊柱伸展（图 3－87）。

（2）呼气，使躯干前屈，注意保持背部挺拔，膝盖下沉接触地面，额头触地，双肘、小臂平放于地面，保持 3～4 组呼吸（正视图 3－88，侧视图 3－89）。

（3）吸气，直立身体，双手托住双膝，使双膝慢慢并拢，将头放在膝盖上放松。或将双膝并拢，双手在体后支撑，将双腿左右摆动，放松。

作用：对骨盆区域有益，使骨盆、腹部和背部得到足够的血液供应，有助于消除泌尿功能失调和坐骨神经痛，预防疝气，纠正月经期不规律现象，孕期经常练习会使分娩更容易、顺利。

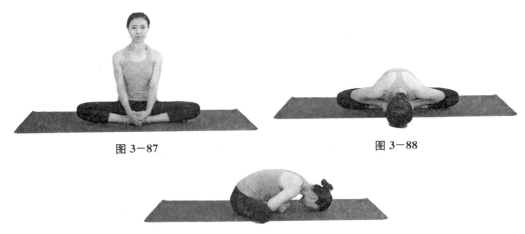

图 3－87　　　　　　　　　　　　　　　图 3－88

图 3－89

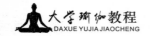

（三）花环式

预备姿势：山式站立（图 3—5）。

方法：（1）两臂前平举，掌心向下，呼气，慢慢下蹲，延展背部。

（2）保持两脚并拢，将双膝分开，臀部略高于地面，两臂前伸与地面平行，两腋窝包裹住两膝，拇指向下，双手在后面握住脚踝。

（3）呼气，身体前屈，将额头放在垫子。自然呼吸，保持 20 秒（正视图 3—90、侧视图 3—91）。

（4）吸气时抬头，依次向上伸展腰背部，打开双手，两臂前伸，回到山式站立。

作用：滋养脊柱神经；腹部肌肉和器官得到按摩和增强，有助于消除便秘和消化不良；向骨盆区域输送血液，消除背痛，特别是月经期间发生的背痛。

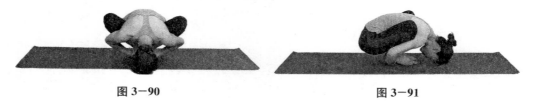

图 3—90   图 3—91

四、后展类

（一）蝗虫式

预备姿势：俯卧（图 3—30）。

方法：（1）双手在背后掌心相对，吸气，头部、胸部和双腿同时离开地面，尽量抬高，双臂和肋骨高于地面，骨盆和腹部区域着地（图 3—92）。

（2）双腿尽量并拢伸直，伸展大腿肌肉。

（3）呼气，俯卧，放松。

作用：帮助消化，并能够消除胃部疾患和胃胀气；脊柱得到向后的充分伸展，有助于增强脊柱弹性，消除腰部疼痛；益于消化系统、膀胱和前列腺等，还可以减缓失眠、哮喘、支气管炎和肾功能失调等症。

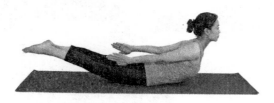

图 3—92

（二）眼镜蛇式

预备姿势：俯卧（图 3—30）。

方法：（1）两手放于胸部两侧，两手指尖与肩膀对齐，肘关节内收。

（2）吸气，慢慢推起身体，肘关节微屈，胸部上提、后展，缓慢抬头，呼气，耻骨接触地面，避免头过度后仰（图3-93），停留10秒左右。

（3）再次呼气，弯曲双肘，俯卧，双手重叠，将额头放在手背上，放松。

作用：使脊柱保持一种富有弹性的健康状态，有助于治疗各种背痛和比较轻微的脊柱损伤；脊椎获得伸展，得到补养、增强，有助于恢复轻微脊椎间盘突出，使背部肌肉得到伸展，能舒缓、消除背部与颈部区域的僵硬和紧张，促进血液循环，脊柱神经和血管由于获得额外的血液供应而受益；腺体活动得到平衡，消化功能得到增强，消除便秘，增进食欲；对肾脏施加的压力有助于预防和减少肾脏中的结石沉积物。

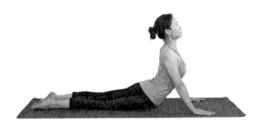

图3-93

（三）新月式

预备姿势：四脚板凳式（图3-9）。

方法：（1）左脚向前迈一步，使左脚落于双手之间，右膝、脚背触地。

（2）吸气，双臂经侧向上，伸展过头顶，双手合十，双臂放于耳朵两侧。

（3）呼气，使胸腔上提，躯干后展，微微抬起下颚（图3-94）。

（4）吸气，躯干直立，呼气，双臂经侧还原，回到四脚板凳式，在另一侧重复。

作用：使骨骼结构变得柔软强壮，充分伸展颈部、双肩、胸部和背部，释放郁结的情绪，加强髋部、腿部和脚踝，提高平衡能力。

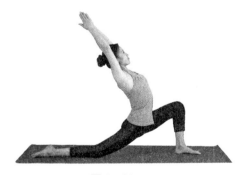

图3-94

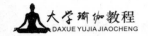

五、扭转类

（一）转躯触趾式

预备姿势：山式坐姿（图 3-2）。

方法：（1）双脚分开约一米左右，脚尖向上，吸气，两臂成侧举，掌心向下，保持腰背挺直（图 3-95）。

（2）呼气，将躯干向左侧转动，右臂不能离开地面，右手抓住左脚大脚趾，头部转向左侧，两眼注视左手指尖方向，尽量打开双肩，使两臂在一条直线上（图 3-96）。

（3）慢慢吸气，还原身体，呼气，在另一侧重复这一体式，保持和另一侧相同的时间。

作用：按摩腹部脏器和肌肉，放松两肩关节和脊柱，并伸展腿部肌肉。

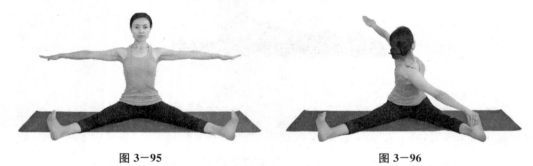

图 3-95   图 3-96

（二）扭脊式

预备姿势：山式坐姿（图 3-2）。

方法：（1）弯曲双膝，使左腿在上，右腿在下，右脚放在左臀部的外侧，脚背落地，左脚放在右膝外侧，左脚趾与右膝在一线（图 3-97）。

（2）左手放在臀部的正后方，指尖朝后，吸气，右臂经侧向上抬起，呼气，屈肘，右大臂外侧抵于左膝外侧，右手握住左脚掌。

（3）吸气，脊柱延展，呼气，向左后方扭转，保持右膝落地，骨盆稳定，双肩保持同高（图 3-98）。

（4）吸气，将左手还原左臀部的外侧，右臂经前向上抬起，经侧还原，伸直双腿放松，在另一侧重复。

作用：调节脊柱神经，柔韧背部肌肉，缓解腰痛和肌肉痉挛，按摩腹部器官，缓解消化系统疾病。

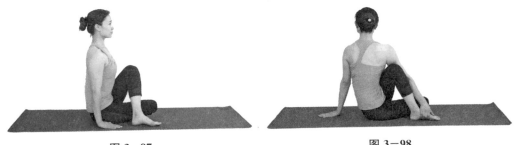

图 3-97　　　　　　　　　　　　图 3-98

（三）半三角扭转式

预备姿势：山式（图 3-5）。

方法：（1）双脚分开约两个半肩宽，吸气，双臂侧平举，掌心朝下（图 3-99）。

（2）呼气，躯干前屈，左手于胸部的正下方撑地，使手臂垂直地面，右臂向右上方抬起，同时脊柱扭转，眼睛凝视右手指尖的方向，双臂成一线，与地面垂直（图 3-100）。

（3）吸气，左手抬起，双臂、背部与地面平行，呼气，反方向重复练习。

（4）吸气，躯干直立，呼气，双臂还原，回到山式放松。

作用：刺激神经系统，缓解神经衰弱，改善消化，强健骨盆区域及生殖器官，减少腰部脂肪。

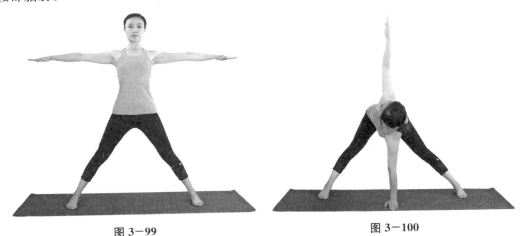

图 3-99　　　　　　　　　　　　图 3-100

（四）半莲花扭脊式

预备姿势：山式坐姿（图 3-2）。

方法：（1）弯曲右膝，右脚放在左大腿上，成半莲花。

（2）吸气，左臂上举，延展脊柱，呼气，躯干前屈，伸出右手，用右手的大拇指、食指和中指勾住左大脚趾，再次呼气，使左臂经侧向后伸展，同时脊柱向左后方扭转，眼睛凝视左手指尖方向，打开双肩（图 3-101）。

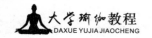
（3）吸气，左臂还原，左手抓右脚趾，呼气，躯干直立，双手还原，伸直右腿，山式坐姿放松，在另一侧重复练习。

作用：消除背部僵硬，增强脊柱弹性。

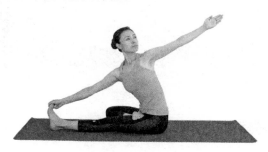

图 3—101

六、平衡类

（一）半舰式

预备姿势：山式坐姿（图 3—2）。

方法：（1）弯曲双膝，使大腿尽量贴近腹部，吸气，双臂前伸，掌心相对。

（2）呼气，身体重心向后移动，双脚抬离地面，使小腿与地面平行，脚尖向远延伸，双臂与小腿同高，保持 5～6 组呼吸（图 3—102）。

（3）吸气，延展脊柱，呼气，还原山式坐姿。

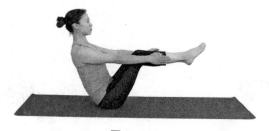

图 3—102

七、倒置类

（一）顶峰式

预备姿势：金刚坐姿（图 3—3）。

方法：（1）成四脚支撑式，吸气，脚趾回勾，抬高臀部，伸直双腿。

（2）呼气，伸直膝盖，脚跟向下压，脚掌完全放在垫子上，双脚平行，脚趾朝向前方，背部延展，低头，使头位于双臂之间，眼睛看向肚脐（图 3—103）。

（3）保持 5～6 组呼吸，呼气，回到金刚坐姿，成大拜式放松。

作用：消除疲劳，恢复精力，缓解脚跟的僵硬和疼痛，帮助软化脚后跟的跟骨刺；

增强脚踝，使腿部更匀称；有助于根除肩胛骨区域的僵硬，缓解肩周炎，腹部肌肉得到增强。由于横膈膜被提升到胸腔，因此心跳速度减缓。

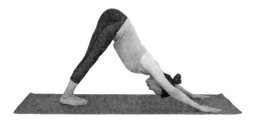

图 3—103

（二）犁式

注意：患有坐骨神经痛的人及女性生理期不宜练习这一体式。

预备姿势：仰卧（图 3—14）。

方法：（1）吸气，两手掌心用力向下按，收缩腹肌使双腿离地，抬至与地面垂直，脚心向上（图 3—104）。

（2）呼气，继续将双腿向后摆，直至两脚伸过头后，臀部和背部自然离地，脚趾回勾点地，屈双肘内收撑地，双手推送背部，保持背部与地面垂直，保持 4～5 组呼吸（图 3—105）。

（3）吸气，松开双手，掌心按住垫子，将双腿抬起，然后使脊柱逐节回落到垫子上，呼气，双腿有控制地回到垫子上，放松。

作用：对整个脊柱神经网络极为有益；伸展背部，减轻和消除各种背痛、腰部风湿痛和背部关节痛；缓解肩膀和两肘的僵硬；补养增强腘绳肌；消除腰围线、髋部、腿部脂肪，治疗手部痉挛；刺激血液循环，使血液流入头部，滋养面部和头皮；调整甲状腺，身体新陈代谢得到改善；收缩腹部器官，促进消化，消除便秘和胃胀气；纠正月经失调的毛病；还可以治疗头痛、痔疮和糖尿病。

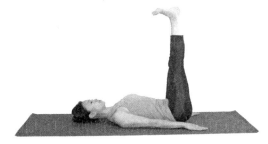

图 3—104

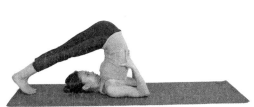

图 3—105

八、大学生健身瑜伽二级经典组合

（1）山式（图 3—106），双臂经侧向上伸展，呼气，躯干前屈，成站立前屈伸展式（图 3—107）。

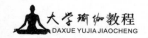

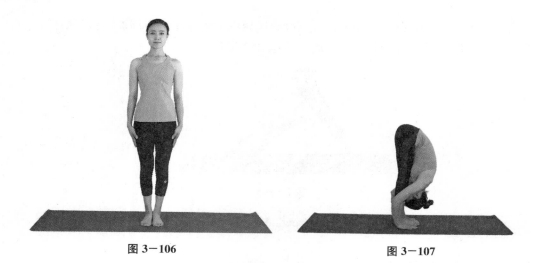

图 3-106   图 3-107

（2）吸气，抬头，延展脊柱，微屈双膝，呼气，右脚向后迈一大步，躯干直立，双臂侧平举，成战士二式（图 3-108）。

（3）吸气，躯干左转，双臂向上抬起，双手合十，呼气，放松双肩，成战士一式（图 3-109）。

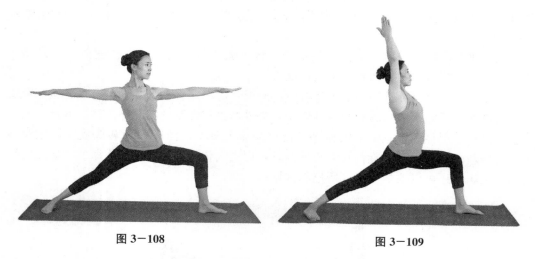

图 3-108   图 3-109

（4）吸气，双手放在左脚两侧，右脚跟上提，右膝、脚背落地，双臂上举，双手合十，呼气，躯干后展，成新月式（图 3-110）。

（5）吸气，双手放在左脚两侧，脚趾回勾点地，伸直右膝，左脚向后迈一大步，并拢右脚，成顶峰式（图 3-111）。

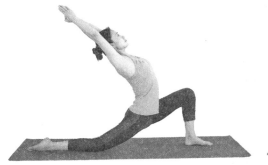

图 3-110

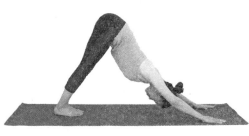

图 3-111

（6）吸气，脚跟上提，双膝落地，呼气，身体前移，弯曲双肘，使胸部、下颚触地，成八体投地式（图 3-112）。

（7）俯卧，吸气，双手放在胸部两侧，推起上体，使胸腔上提后展，成眼镜蛇式（图 3-113）。

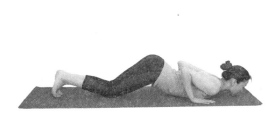

图 3-112

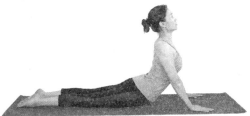

图 3-113

（8）俯卧，放松。

（9）双手放在胸部两侧，屈膝勾脚趾，臀部上提，成顶峰式（图 3-111）。

（10）吸气，右脚向前迈一大步，躯干直立，双臂侧平举，呼气，双肩放松，成战士二式（图 3-114）。

（11）吸气，躯干右转，双臂向上抬起，双手合十，呼气，放松双肩，成战士一式（图 3-115）。

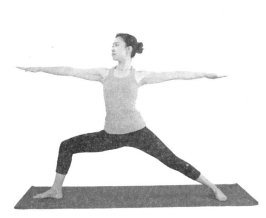

图 3-114

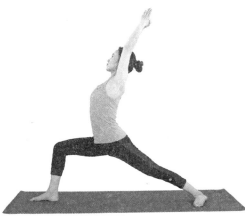

图 3-115

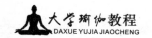

（12）吸气，双手放在右脚两侧，左脚跟上提，左膝、脚背落地，双臂上举，双手合十，呼气，躯干后展，成新月式（图 3—116）。

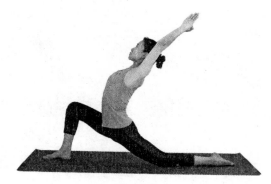

图 3—116

（13）吸气，双手放在左脚两侧，右脚回勾，伸直右膝，右脚向前迈一大步，与左脚并拢，成站立前屈伸展式（图 3—107）。

（14）吸气，双臂经前向上，躯干直立，呼气，双臂经侧还原，回到山式。

（15）吸气，双臂前平举，呼气，屈膝下蹲，大臂外侧绕过双膝，成花环式（图 3—117）。

（16）吸气，双手在臀部两侧撑地，双膝伸直，成山式坐姿（图 3—118）。

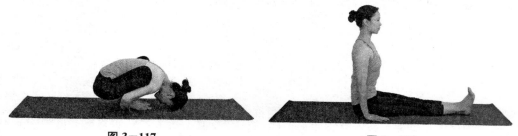

图 3—117   图 3—118

（17）吸气，弯曲右膝，右脚放在左大腿上，呼气，躯干前屈，右手抓握左大脚趾，吸气，左臂伸展，呼气，左臂、躯干向左扭转，成半莲花扭脊式（图 3—119）。

（18）吸气，躯干直立，呼气，还原山式坐姿（图 3—118）。

（19）吸气，双臂经侧向上伸展，掌心朝前，呼气，躯干前屈，成双腿背部伸展式（图 3—120）。

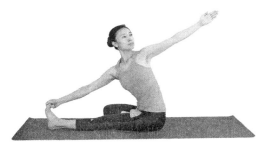

图 3—119

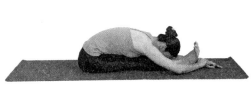

图 3—120

（20）吸气，躯干直立，呼气，还原山式坐姿。

（21）吸气，弯曲左膝，左脚放在右大腿上，呼气，躯干前屈，左手抓握右大脚趾，吸气，右臂伸展，呼气，右臂、躯干向右扭转，成半莲花扭脊式（图 3—121）。

（22）吸气，躯干直立，呼气，还原山式坐姿（图 3—118）。

（23）弯曲双膝，脚心相对，双手握住前脚掌，吸气，延展脊柱，呼气，躯干前屈，成束角式（图 3—122）。

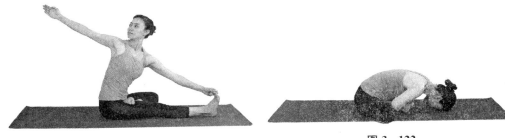

图 3—121

图 3—122

（24）吸气，躯干直立，伸直双腿，成山式坐姿（图 3—118）。

（25）仰卧，吸气，双腿向上抬起，脚心向上，呼气，双腿向后摆动，脚趾回勾点地，双膝伸直，成犁式（图 3—123）。

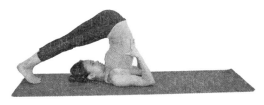

图 3—123

（26）吸气，双手落地，脊柱逐节回落，呼气，双腿有控制地还原，仰卧，放松。

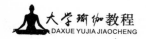

第三节　大学生健身瑜伽三级体式

一、坐姿类

（一）全莲花坐

莲花坐是非常重要的基础体位之一。坐骨神经痛、骶骨损伤和膝关节损伤、髌骨劳损或错位的人在得到医生的许可前不可以做这一练习。每次练习后，要按摩双膝、双踝。

方法：（1）双腿伸直坐于垫子上，挺拔腰背，双手抓住左脚，脚心向上，放在右大腿上，尽量靠近脐部。

（2）弯曲右膝，双手抓住右脚，脚掌心向上，放在左大腿上，尽量靠近左大腿根部。

（3）双手放在双膝上，将双膝贴向地面，并在极限边缘尽量长时间地保持姿势（图3-124），交换双腿位置重复练习。

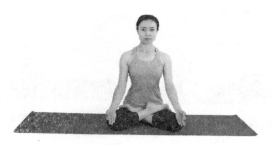

图 3-124

（二）至善坐

方法：（1）双腿并拢伸直，弯曲右腿，右手抓住右脚，脚跟抵住会阴部，右脚掌紧靠右大腿。

（2）弯曲左腿，将左脚放在右脚踝之上，左脚跟靠近耻骨，前脚掌或几只脚趾放在右大腿与小腿之间。背、颈和头部都要保持挺拔。

（3）双手放在两膝上，拇指食指并拢，颈部和头部挺直（图3-125）。

（4）交换双腿位置重复练习。

作用：具有镇定安神的效果，使心灵保持敏锐和警醒，对于脊柱下半段和腹部器官有补养、增强的作用，骨盆区域得到充分的血液供给，还可以缓解膝关节僵硬，预防风湿。

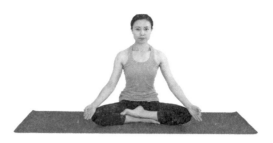

图 3－125

二、伸展类

（一）三角伸展式

预备姿势：山式站立（图3－5）。

方法：（1）双脚分开一米左右，吸气，两臂侧举，掌心朝下。

（2）呼气，右脚向右转90°，左脚向右转约30°，将躯干向右弯曲，右手掌放在右脚外侧的垫子上，向上伸展左臂，与右臂成一条直线，与地面垂直，双眼注视左手方向，使双肩、背部、臀部保持在同一平面上（图3－126）。

（4）保持这一姿势30秒~1分钟，吸气，躯干直立，呼气，双臂还原。

（5）在另一侧重复这一体式。

（6）吸气，双脚转回正，呼气，两臂经侧还原，成山式站立。

作用：增强腿部肌肉，消除腿部和臀部的僵硬，矫正腿部畸形；缓解背部疼痛及颈部扭伤，强健脚踝、胸部；消除腰围区域的脂肪。

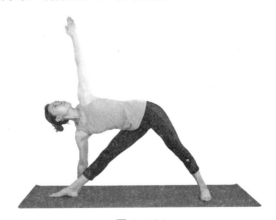

图 3－126

（二）侧角伸展式

预备姿势：山式站立（图3－5）。

方法：（1）双臂打开侧平举，掌心向下，吸气，双脚分开两个半肩宽。

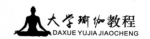

（2）呼气，左脚向左转动 90°，右脚转动 30°，弯曲左膝，使膝盖在脚踝的正上方，左大腿与地面平行。

（3）吸气，左臂向上伸展，同时引领身体向左侧延伸，呼气，左手放于左脚外侧，掌心落在垫子上，左膝紧贴左腋窝。使右臂靠近耳朵，右臂与右侧腰在一条斜线上，因此胸部要向上、向后伸展，注意力集中在背部，尤其是脊柱，伸展脊柱直至感到所有椎骨（图 3-127）。

（4）保持这一体式 30~60 秒，均匀深长地呼吸。

（5）吸气，躯干直立，伸直左腿，在右侧重复这一体式。

（6）吸气，伸直右腿，呼气，两臂经侧还原，回到山式站立，放松身体。

作用：加强脚踝、膝盖和大腿，纠正大腿和小腿的缺陷，强健胸部，减少腰部和臀部脂肪，缓解坐骨神经痛以及关节疼痛，增加胃肠蠕动，促进排泄。

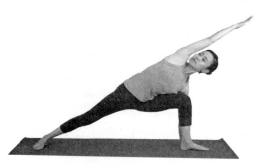

图 3-127

（三）反斜板式

预备姿势：山式坐姿（图 3-2）。

方法：（1）屈双膝，双手放于距离臀部正后方一掌处，指尖向后，掌心撑地。

（2）吸气，将臀部抬向上抬起，双膝伸直，绷脚，两臂与地面保持垂直，身体重心落在两臂、两脚之上，头向微微后仰，伸展颈部（图 3-128），保持这个姿势 20 秒左右，正常呼吸。

（3）呼气，将臀部落在垫子上，挺直腰背，回到山式坐姿，深呼吸。

作用：有助于消除疲劳，胸部得到完全伸展，伸展两腿、腹部和喉咙，加强两腕、两踝和骨盆，改善肩关节的活动，神经系统得到增强，血液循环得到改善。

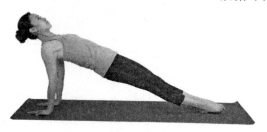

图 3-128

（四）牛面式

预备姿势：山式坐姿（图 3-2）。

方法：（1）弯曲双膝，左腿在上，右腿在下，将左脚放在右臀的外侧，将右脚放在左臀的外侧，两膝盖在一条线上，脚心向后，臀部落于两脚之间的垫子上。

（2）吸气，左臂经前高举过头，大臂贴于左耳，弯曲左肘，把左手放到两肩胛骨之间，呼气，弯曲右肘，把右前臂收向背部，直到左手指能和右手手指相扣（前视图 3-129、后视图 3-130）。

（3）头、颈挺直，眼睛直视前方，保持 30 秒左右。

（4）松开两手，双手放于身体两侧，伸直两腿，在另一边重复这一体式。

作用：缓解静脉曲张和腿部痉挛，使腿部肌肉保持弹性；胸部得到完全伸展和扩张，放松两肩关节，较少肩周炎的发生，伸展背阔肌；改善不良体态。

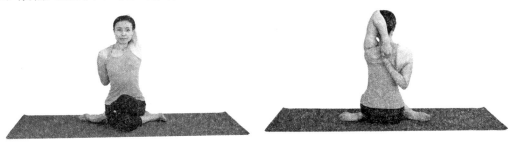

图 3-129　　　　　　　　　　　　　图 3-130

三、前屈类

（一）圣哲玛里琪第一式

预备姿势：山式坐姿（图 3-2）。

方法：（1）屈左膝，左脚放在垫子上，双手握住左小腿，使脚跟尽量拉向臀部，小腿垂直于地面，左脚与右腿有一拳的距离，右脚趾回勾（图 3-131）。

（2）吸气，伸出左臂，左臂环绕住左小腿胫骨和右大腿，呼气，弯曲右肘，将右臂摆到背后与腰同高，向后伸出右手，右手抓住左手手腕（图 3-132）。

（3）吸气，延展脊柱，呼气，躯干前屈，依次将前腹、胸、前额放在右膝上，尽量使双肩与地面平行，正常呼吸（图 3-133）。

（4）吸气，将身体还原，松开双手，伸直左腿，在另一侧重复这一体式。

作用：腹部器官得到挤压和收缩，使血液循环活跃，内脏器官和腺体保持健康，脊柱得到伸展，强壮背部、双肩、双臂、双腿的肌肉，使手指获得力量。

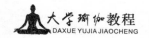

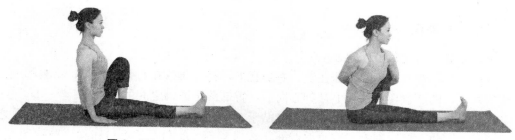

图 3—131   图 3—132

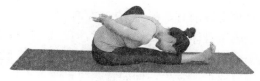

图 3—133

2. 双角式

预备姿势：山式站立（图 3—5）。

方法：（1）双脚分开两肩宽，双手放在背后，十指交叉（图 3—134、背视图 3—135）。

（2）吸气，延展脊柱，呼气，躯干前屈，头部落于两脚之间，双臂伸展，尽量与地面平行（正视图 3—136、侧视图 3—137），保持 4～5 组呼吸。

（3）吸气抬头，直立躯干，打开双手，回到山式放松。

作用：补养、放松两臂、两肩、髋部、两腿、上背部肌肉，头部供氧量提高，镇静神经系统，头部倒置有一定的美容功效。

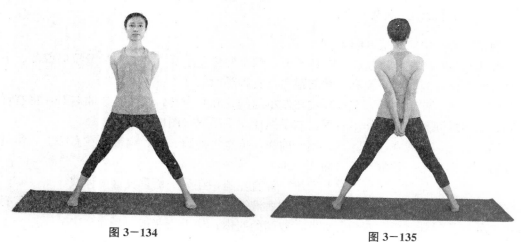

图 3—134   图 3—135

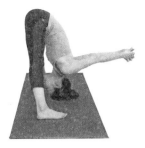

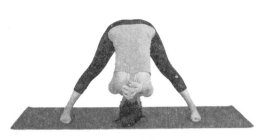

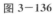

图 3-136   图 3-137

四、后展类

（一）上犬式

预备姿势：俯卧，脚趾指向后方，双脚分开约 30 厘米，双臂放于身体两侧，额头触垫子。

方法：（1）屈双肘，双手放于胸部两侧，吸气，抬起头和躯干，伸直手臂。

（2）呼气，尽量把胸腔上提后展，膝盖伸直，膝盖、大腿离开垫子，身体的重量放在脚背和手掌上。脊柱、大腿和小腿完全伸展，头部避免过分后仰（图 3-138）。

（3）保持这个姿势 30 秒~1 分钟，深长地呼吸。

（4）屈肘，放松身体，俯卧在垫子上放松。

作用：使脊柱恢复活力，对于腰部疼痛、坐骨神经痛以及椎间盘突出的人有很好的效果，增强脊柱弹性，治疗背部疼痛。由于胸部得到完全扩张，因此增加肺部弹性，骨盆区域的血液也得到完全的循环，使其保持健康。

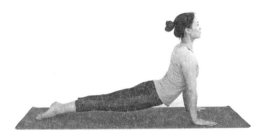

图 3-138

（二）桥式

预备姿势：仰卧（图 3-14）。

方法：（1）屈双膝，双脚、两膝间保持与髋同宽，全脚掌着地，尽量使脚跟靠近臀部（图 3-139）。

（2）吸气，抬高臀部、背部，向上抬高胸部，下颚触锁骨，尽量让身体同地面构成一个方形，两个膝盖内收（图 3-140），双手抓住脚踝、膝盖、脚尖指向正前方，保持

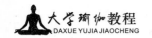
30秒（图3-141）。

（3）吸气，双手放回到垫子上，掌心朝下，呼气，先将肩胛骨、背部还原，然后有控制地放落腰部、臀部，伸直双腿，仰卧放松。

作用：强化神经系统，使背部肌肉更有力，臀部得到收缩和加强，颈椎得以伸展，增加回流向心脏的血液，有助于消化，同时帮助控制血压。

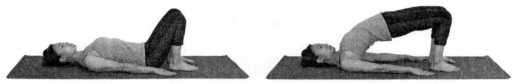

图3-139   图3-140

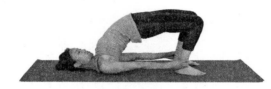

图3-141

（三）单腿桥式

预备姿势：仰卧（图3-14）。

方法：（1）屈双膝，双脚、两膝间保持与髋同宽，全脚掌着地，尽量使脚跟靠近臀部（图3-139）。

（2）吸气，抬高臀部、背部，向上抬高胸部，下颚触锁骨，尽量让身体同地面构成一个方形，两个膝盖内收（图3-140）。

（3）肘关节支撑，双手掌跟托住腰两侧，尽量使双臂靠拢，尽量抬高髋关节和臀部。

（4）吸气，将右腿抬起，伸直右膝，脚趾回勾，脚心向上，保持3~4组呼吸（图3-142）。

（5）呼气，还原右腿，再次吸气，抬起左腿，脚趾回勾，脚心向上，保持3~4组呼吸。

（6）呼气，左腿双手放回到垫子上，掌心朝下，先将肩胛骨、背部还原，然后有控制地放落腰部、臀部，伸直双腿，仰卧放松。

作用：强化神经系统，使背部肌肉更有力，臀部得到收缩和加强，颈椎得以伸展，增加回流向心脏的血液，有助于消化，同时帮助控制血压。

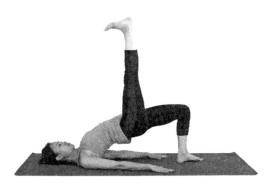

图 3－142

五、扭转类

（一）直角扭转式

预备姿势：山式站立（图 3－5）。

方法：（1）十指在体前交叉，吸气，翻转掌心，将两臂高举过头。

（2）呼气，躯干前屈，直至背部与地面平行，将脊柱向前伸展，眼睛看向地面（图 3－143）。

（3）吸气，稍作停留，呼气，将身体缓慢地向右侧转动，尽量保持臀部高度一致（图 3－144），吸气，身体回到正中，呼气，继续向左侧转动。再次吸气，身体回到正中，深深呼气。

（4）吸气，躯干直立，回到山式，呼气松开双手，放松。

作用：补养、加强双臂、腰背部和髋关节，按摩腹部器官，减少和分散腰围线上的脂肪。

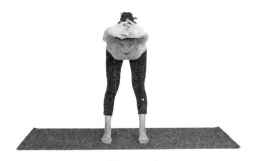

图 3－143

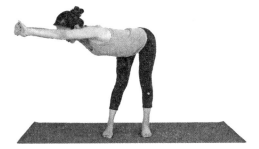

图 3－144

（二）加强扭脊式

预备姿势：山式坐姿（图 3－2）。

方法：（1）弯曲双膝，使左腿在上，右腿在下，双腿交叉，使右脚放在左臀部的外侧，脚背落地，左腿跨过右膝，左脚放在右膝外侧，左脚趾与右膝在一线，尽量使左小

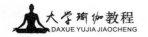

腿垂直地面。

（2）吸气，右臂经侧向上抬起，呼气，躯干向左扭转，屈肘，右侧腋窝抵于左膝外侧，右手在左膝盖窝下穿过，左臂外旋，于背后使右手抓住左手手腕，转头，眼睛看向身体后方（图3-145、图3-146）。

（3）吸气，脊柱延展，呼气，向左侧扭转，保持右膝落地，骨盆稳定，双肩保持同高。

（4）吸气，打开双手，右臂经前向上抬起，经侧还原，伸直双腿放松，在另一侧重复。

作用：调节脊柱神经，柔韧背部肌肉，缓解腰痛和肌肉痉挛，按摩腹部器官，缓解消化系统疾病。

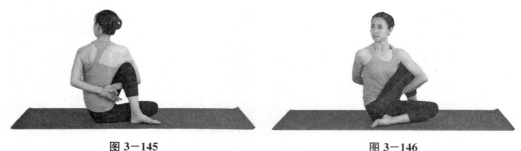

图3-145　　　　　　　　　　　　　　　图3-146

六、平衡类

（一）侧斜板式

预备姿势：金刚坐姿（图3-3）。

方法：（1）完成斜板式（图3-85）。

（2）左手支撑身体，将身体向右翻转，右臂向上伸展，与地面垂直，双腿、双脚并拢，左脚外侧落在垫子上，脚趾回勾，整个身体要挺拔。

（3）吸气，右臂向上伸展，与左臂成一条直线，转头，眼睛看向右手臂的方向（图3-147），在这个姿势上保持30秒。

（4）呼气，右手回落到垫子上支撑，成斜板式（图3-85），屈双膝，臀部坐在脚跟上，放松，然后在另一侧重复这一体式。

作用：增强躯干的稳定性，使全身肌肉得到良好的锻炼。

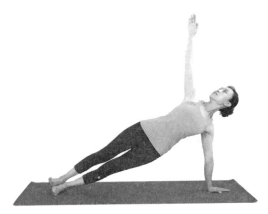

图 3-147

（二）战士第三式

预备姿势：山式站立（图 3-5）。

方法：（1）吸气，双臂经侧向上举过头顶，双手合十。

（2）呼气，重心移至左腿，躯干前倾，同时向上抬起右腿，使右腿与地面平行，脚趾尖指向正后方，避免右侧髋外翻，左腿膝关节避免超伸（图 3-148），保持这一姿势 20～30 秒，深长的呼吸。

（3）吸气，将身体直立，同时经右腿还原，呼气，双臂还原，回到山式站立。

（4）在右侧重复这一体式。

作用：能收缩和加强腹部器官，使腿部肌肉更为匀称和强健；能够激发身体的活力和促进身体的敏捷；脊柱弹性得到增强，腹部器官得到收缩、按摩，身体平衡能力得到提高。

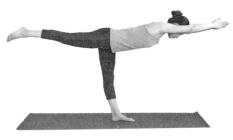

图 3-148

（三）鸟王式

预备姿势：山式站立（图 3-5）。

方法：（1）重心放于左脚，右腿向前伸出，脚趾触地。

（2）两臂前平举，屈双膝，右腿在上绕过左腿，使右腿胫骨紧贴左小腿，右脚勾住

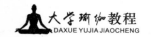

左小腿，使右腿完全盘绕在左腿上。

（3）同时，屈肘，使右臂放在左臂之上，双臂交叉抱紧双肩，保持肘部交叉，将小臂竖起垂直地面，双手手背相对，然后移动右手向右，左手向左，双掌合十，使左臂完全缠绕在右臂上，大手指朝向鼻尖，呼气，屈膝深蹲（正视图 3-149、侧视图 3-150）。

（4）保持 30 秒，深长呼吸，然后松开手臂和腿，回到山式，在另一侧重复这一体式。

作用：强健脚踝，消除肩部僵硬，预防小腿肌肉痉挛，发展身体的协调能力与平衡能力。

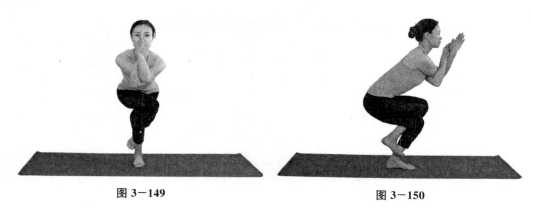

图 3-149　　　　　　　　　　　　　　　　图 3-150

（四）肩倒立第一式

预备姿势：仰卧（图 3-14）。

方法：（1）吸气，双手按压垫子，同时抬双腿，使其与身体成直角，脚趾回勾，脚心向上。

（2）呼气，抬高臀部和背部，向上伸腿。当整个身体从地面抬起时，屈肘，肘关节撑地，把手掌支撑在两侧腰。

（3）双腿垂直向上，下颌微收，抵住锁骨，使双腿、躯干与地面垂直，脚趾回勾（图 3-151）。

（4）头后部、颈部、肩部及上臂的后部放在地面上，两肘之间的距离与肩同宽，两肘尽量靠近。

（5）呼气，屈髋，将双腿向头顶方向移动。接近于犁式时，将双手放在垫子上，脊柱逐节还原，慢慢放下双腿，仰卧放松。

作用：肩倒立是所有瑜伽体式之母。肩倒立作用于颈部附近的甲状腺和副甲状腺，增加了颈部的血液循环供应；身体倒立，静脉血液在重力的作用下毫不费力地流向心脏，从而让健康的血液在颈部和胸部区域循环；缓解哮喘、心悸、支气管炎以及喉部疾病；大量血液供应给头部，使得神经系统得到舒缓，有效缓解高血压、神经衰弱、性情易怒和失眠，头痛消失；身体重力的变化也影响到腹部器官，使肠道蠕动自如，便秘消失，排出堆积的毒素，还能够缓解癫痫及贫血。

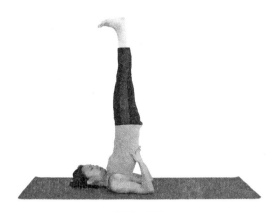

图 3-151

七、大学生健身瑜伽三级经典组合

（1）山式（图 3-5），吸气，双臂经侧向上举过头顶，双手合十，呼气，重心移至左腿，躯干前倾，同时向上抬起右腿，使右腿与地面平行，脚趾尖指向正后方，完成战士三式（3-152）。

（2）在另一侧重复战士三式。

（3）吸气，回到山式，呼气，躯干前屈，完成站立前屈伸展式（图 3-153）。

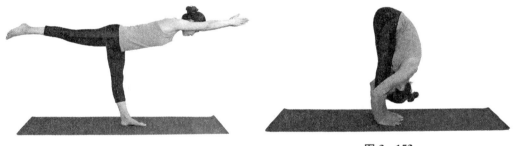

图 3-152　　　　　　　　　　　　　　　　图 3-153

（4）吸气，微屈双膝，右腿向后迈一大步，右脚掌落地，呼气，伸展右臂，完成侧角伸展式（图 3-154）。

（5）吸气，伸直左膝，使右臂与左臂成一线，与地面垂直，完成三角伸展式（图 3-155）。

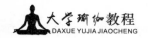

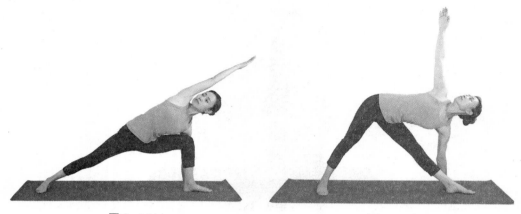

图 3-154 　　　　　　　　　　　　　　　图 3-155

（6）吸气，右手落在左脚内侧，呼气，左脚向后，并拢右脚，完成斜板式（图 3-85）。

（7）吸气，左手臂支撑，身体向右翻转，呼气，伸展右臂，完成侧斜板式（图 3-156）。

（8）吸气，右手臂支撑，身体向左翻转，呼气，伸展左臂，完成侧斜板式（图 3-157）。

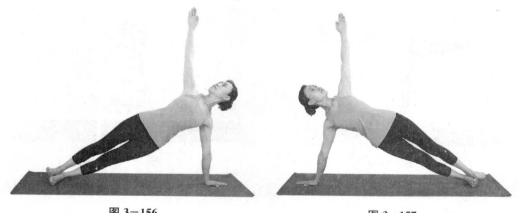

图 3-156 　　　　　　　　　　　　　　　图 3-157

（9）吸气，回到斜板式（图 3-85），呼气，弯曲双膝，大拜式（图 3-20）放松。

（10）俯卧，吸气，双手放在胸部两侧，推起身体，双手、脚背支撑，完成上犬式（图 3-158）。

（11）吸气，提臀，完成顶峰式（图 3-103）。

（12）吸气，左腿向前迈，使左小腿外侧、左膝外侧，放于垫子上，完成简易鸽式（图 3-19），呼气，将右腿向前收回，右脚放在左膝外侧，完成加强扭脊式（图 3-159）。

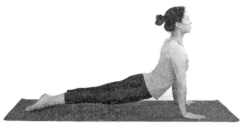
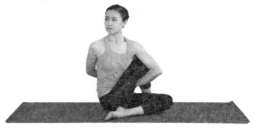

图 3-158　　　　　　　　　　　　　　图 3-159

（13）伸直双膝，回到山式坐姿，屈左膝，左脚靠近臀部，吸气，左臂外侧绕过左膝向后，右臂外旋向后，右手抓住左手手腕，呼气，前屈，完成马里琪一式（图 3-160）。

（14）吸气，回到山式坐姿，双手放于腿部后方，指尖向后，臀部向上抬起，完成反斜板式（图 3-161）。

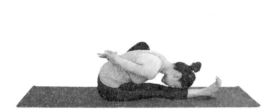
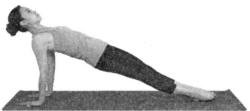

图 3-160　　　　　　　　　　　　　　图 3-161

（15）回到山式坐姿，弯曲双膝，使左腿在上、右腿在下，双腿交叉，右脚放在左臀部的外侧，脚背落地，左腿跨过右膝，左脚放在右膝外侧，吸气，右臂经侧向上抬起，呼气，躯干向左扭转，屈肘，右侧腋窝抵于左膝外侧，右手在左膝盖窝下穿过，左臂外旋，完成加强扭脊式（图 3-162）。

（16）回到山式坐姿，屈右膝，屈右膝，右脚靠近臀部，吸气，右臂外侧绕过右膝向后，左臂外旋向后，左手抓住右手手腕，呼气，前屈，完成马里琪一式（图 3-163）。

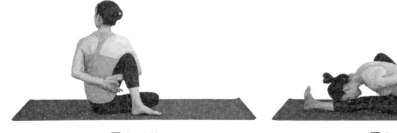

图 3-162　　　　　　　　　　　　　　图 3-163

（17）仰卧，吸气，双手按压垫子，同时抬双腿，使其与身体成直角，脚趾回勾，脚心向上。呼气，抬高臀部和背部，向上伸腿，屈肘，肘关节撑地，把手掌支撑在两侧

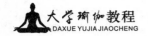

腰，脚趾回勾，完成肩倒立式（图3-164）。

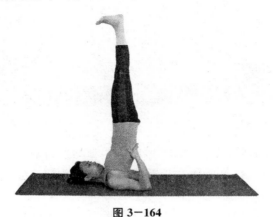

图3-164

（18）仰卧，放松。

第四节　大学生健身瑜伽四级体式

一、伸展类

（一）侧鸽式

预备姿势：四角板凳式（图3-9）。

方法：（1）完成简易鸽式（图3-19）。

（2）屈右膝，小腿上抬，躯干微微右转，右手抓住右脚趾，然后在左手的帮助下，使右臂屈肘，勾住右脚趾（图3-165）。

（3）吸气，双手在体前相扣，小臂端平与地面平行（图3-166）。

（4）呼气，躯干微微向左前方转动，左手臂上抬，绕过头顶，放于头后，肘关节上抬，右脚掌心向内，抬头，延展脊柱（图3-167）。

（5）吸气，将右腿还原到垫子上，回到四脚板凳式，在另一侧重复这一体式。

作用：促进髋、腹肌下背部血液循环，对于双腿、双肩是极好的锻炼，预防、治疗生殖系统、内分泌系统疾病，增强脊柱弹性。

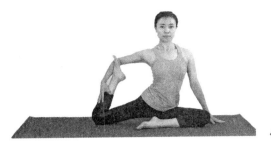

图 3—165   图 3—166

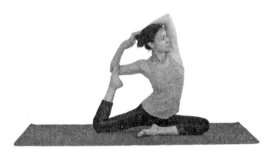

图 3—167

（二）卧英雄式

预备姿势：英雄坐。

方法：（1）呼气，身体重心向后移动，双肘依次放在垫子上。

（2）肘关节支撑，使头顶先接触地面，逐步将后脑勺、背部放在地面上，双臂举过头顶，伸直，注意肩胛骨不要抬离地面，深长地呼吸（图 3—168）。

（3）保持一分钟，均匀呼吸，初学者可以将两膝分开。

（4）吸气，将两臂置于躯干两侧，两肘支撑坐起，成金刚坐，放松。

作用：伸展腹部器官和骨盆区域，有效缓解腿部疼痛；消除两脚脚跟疼痛，促使形成适当的足弓度，有助于治愈扁平足、膝部痛风和风湿症。

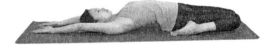

图 3—168

二、前屈类

（一）半莲花背部伸展式

预备姿势：山式坐姿（图 3—2）。

方法：（1）屈右膝，右脚背放在左大腿上，脚掌心朝上，右手抓住右脚，吸气，左臂经侧向上，呼气，躯干前倾，左手大指、食指和中指抓住左大脚趾（图 3—169）。

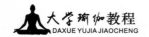
（2）吸气，延展脊柱，呼气，躯干前屈，依次将腹部贴于大腿，胸部贴于膝盖，前额贴于胫骨，始终保持左膝伸直，左脚趾回勾，均匀呼吸，保持30秒左右（图3—170、图3—171）。

（3）吸气，慢慢抬高躯干，打开双手，伸直右腿，放松，在另一侧重复这一体式。

作用：补养消化系统、生殖系统；放松双膝，伸展两臂和两腿肌肉，灵活髋部和膝关节；加快腹部区域血液循环，消除便秘；增强脊柱弹性，改善驼背。

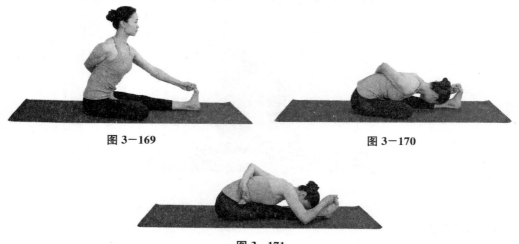

图3—169   图3—170

图3—171

（二）加强侧伸展式

预备姿势：山式（图3—5）。

方法：（1）双腿分开两肩宽，左脚向左转动90°，右脚转动60°，双手在背后合十，肩部和肘部尽量向后伸展，呼气，翻转手腕，指尖向上，使手指放于肩胛骨之间（图3—172）。如果不能将双手合十，可以十指交叉。

（2）吸气，延展脊柱，双肩向后伸展，呼气，躯干前屈，依次将腹、胸、下颚放在左腿上，伸展背部、颈部，保证两侧臀部在同一高度（图3—173），保持自然呼吸10～20秒。

（3）吸气，抬头，将身体直立，在另一侧重复这一体式。

作用：缓解腿部、臀部的肌肉紧张和僵硬，使髋关节和脊柱更富有弹性，腹部器官得到收缩和加强，灵活手腕。这一体式可以纠正肩部下垂。

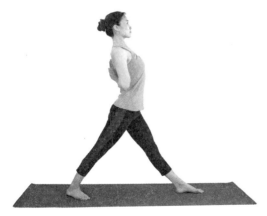

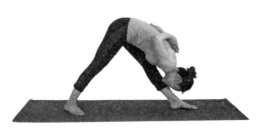

图 3—172 图 3—173

（三）坐角式

预备姿势：山式坐姿（图 3—2）。

方法：（1）双腿向两边打开，保持双腿伸直，双腿后部紧贴地面，脚趾回勾，吸气，双臂经侧向上举过头顶，掌心向前（图 3—174）。

（2）呼气，躯干前倾，双手落在地面上（图 3—175），躯干继续前屈，将腹部、胸部、下颚放在地面上，双臂向两侧打开，双手抓住两个大脚趾，使背部平整，脚趾回勾，保持这一体式 30 秒（图 3—176）。

（3）吸气，抬起头和躯干，双臂上举，呼气，双臂经侧还原，并拢双腿，放松。

作用：伸展腿部筋腱，促进骨盆区域血液循环，使其保持健康，预防和治疗轻微疝气，缓解坐骨神经痛。由于坐角式可以控制和规律月经流量，同时也可以刺激子宫，因此对于女性很有益处。

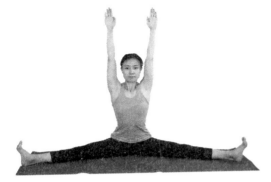

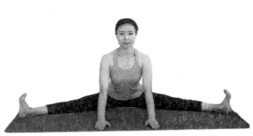

图 3—174 图 3—175

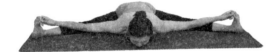

图 3—176

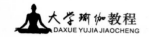

三、后展类

（一）骆驼式

预备姿势：金刚坐姿（图 3-2）。

方法：（1）跪立在垫子上，双膝分开与髋同宽，脚背落地，双手扶髋（图 3-177）。

（2）吸气，脊柱延展，伸展大腿前侧，呼气，将双臂依次经前向后，把双手放在脚跟上，手指指向脚趾的方向，避免头部过分后仰，脊柱尽量向大腿方向推送，同时大腿、双臂与地面保持垂直（图 3-178）。

（3）保持这一姿势 30 秒，正常呼吸。

（4）双手扶髋，回到跪立姿势，金刚坐放松。

作用：伸展、强壮脊柱，促进血液循环，使脊柱神经得到额外的血液滋养而受益，对于矫正驼背和两肩下垂等不良体态有极佳的效果。

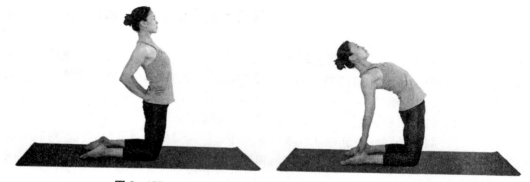

图 3-177　　　　　　　　　　　　图 3-178

（二）鱼式

预备姿势：山式坐姿（图 3-2）。

方法：（1）身体后倾，双肘依次落地，下额微收，肘关节撑地，吸气，将胸部向上提起，颈部后仰，使头顶落地。

（2）呼气，双肩放松，双膝伸直，脚趾向远端伸展，保持 30 秒，身体靠头顶和臀部保持平衡（图 3-179）。

（3）呼气，双肘支撑，将头、颈部、背部还原，仰卧放松。

作用：使胸腔得到完全伸展，使脊柱柔软健康，加强颈部和后背，对于胸部、腹部和甲状腺有益。

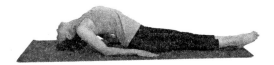

图 3-179

四、扭转类

（一）三角扭转式

预备姿势：山式（图 3-5）。

方法：（1）双脚分开 1 米左右，右脚向右转 90°，左脚向右转 60°，双腿保持伸展，将躯干转向右侧。

（2）吸气，左臂经侧向上，掌心向前，呼气，使左手落在右脚外侧，掌心触地，再次吸气，右臂向上伸展，使其与左臂成一条直线与地面垂直，眼睛注视右手方向，呼气，延展脊柱（图 3-180）。

（3）保持膝盖伸直，伸展肩部和肩胛骨，保持 30 秒，正常呼吸。

（4）吸气，扩展胸腔，呼气，右手还原到右侧腰，左臂上抬，躯干直立，呼气，还原左臂，双脚转回正，在另一侧重复这一体式。

作用：加强大腿、小腿的肌肉以及腿部筋腱；增加脊柱下部的血液循环，因此脊椎骨和背部肌肉得到很好的锻炼，胸部也得到完全的伸展；可以消除背部疼痛，增进腹部器官功能，加强臀部肌肉。

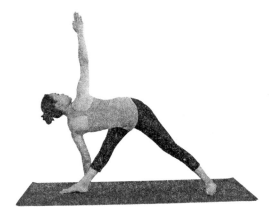

图 3-180

（二）侧角扭转式

预备姿势：山式（图 3-5）。

方法：（1）双脚分开 1 米左右，吸气，左脚向左转 90°，右脚向左转 60°，将躯干转向左侧。

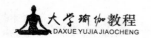

（2）呼气，弯曲左膝，使左膝在脚踝的正上方，左大腿与地面平行，吸气，右臂经侧向上，举过头顶（图3-181）。

（3）呼气，弯曲右臂，躯干前屈并向左后方扭转，使右腋窝抵住左膝外侧，同时，双手合十使小臂呈一线与地面垂直，眼睛注视左肘方向，伸直右膝（图3-182、图3-183）。

（4）保持30~60秒，均匀呼吸。

（5）吸气，保持双手合十，将身体还原，伸直左膝，呼气，还原双臂，在另一侧重复这一体式。

作用：腹部器官得到收缩，帮助消化，有效排除体内毒素，并促进腹部和脊柱的血液循环。

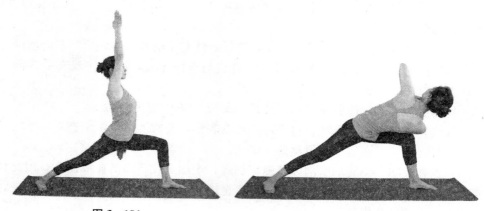

图3-181   图3-182

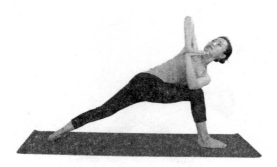

图3-183

五、平衡类

（一）鹤禅式

预备姿势：山式（图3-5）。

方法：（1）双脚分开，与髋同宽，屈膝下蹲，双手五指分开放在地上，指尖向前，双手间距离与肩同宽（图3-184）。

（2）双手撑地，双膝抵在腋窝处，将臀部抬高，身体重心前移，前脚掌触地（图3-185）。

（3）吸气，重心继续向前移动，先抬起一只脚，随身体重心的移动，将另一只脚自然抬离地面，呼气，小腿上抬，脚趾尖向后伸展，使双脚与头同高，眼睛凝视鼻尖（图3-186），保持10～20秒。

（4）呼气，放落双脚，蹲在垫子上，放松。

作用：发展身体的平衡与协调能力，有助于平衡神经系统，舒缓紧张心情；增强两腕和两臂的支撑力量。

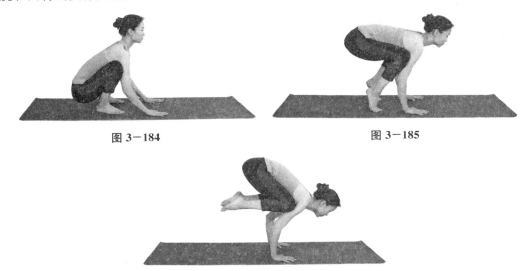

图3-184　　　　　　　　　　　　图3-185

图3-186

（二）船式

预备姿势：仰卧（图3-14）。

方法：（1）吸气，双手、双脚和躯干同时上抬，双手掌心相对，重心放在坐骨上，收腹提肋，微收下颌，目视脚趾方向。

（2）呼气，双膝伸直，依靠臀部保持身体平衡（图3-187）。

（3）吸气，躯干后倾，呼气，双脚、背部落回到垫子上，放下手臂，仰卧放松。

作用：缓解腹部胀气，有助于减轻胃部疾患；消除腰、腹部脂肪；增强肾脏功能。

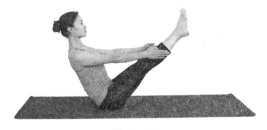

图3-187

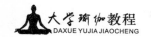

（三）舞蹈式

预备姿势：山式站立（图3－5）。

方法：（1）重心放于左脚，屈右膝，右手握住右脚踝，挺直腰背部，双膝并拢（图3－188）。

（2）吸气，左臂经侧向上伸展（图3－189），呼气，身体前倾，右手抓住右脚踝，将右大腿向上提，伸直左膝，左臂靠近左耳，向上伸展，左手成智慧手印（图3－190）。

（3）左膝关节避免超伸，保持5～6组呼吸。

（4）躯干直立，左臂还原，松开右手，山式站立，在另一侧重复这一体式。

作用：扩张胸部，灵活肩胛；使双腿强壮有力，脊柱更富弹性；骨密度增加；平衡、协调、集中注意的能力得到提高；还可以培养匀称的体态和优雅的气质。

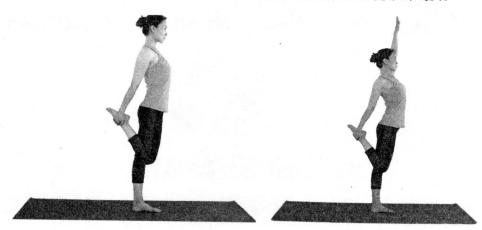

图3－188　　　　　　　　　　　　图3－189

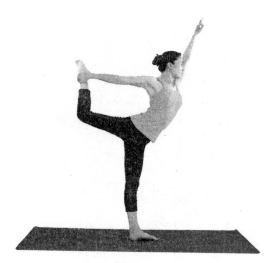

图3－190

（四）半月式

预备姿势：山式站立（图 3-5）。

方法：（1）双脚分开约两肩宽，吸气，双臂成侧平举，掌心向下。

（2）呼气，左脚向左转动 90°，右脚转动 30°，同时，弯曲左膝，左手放在左脚前端，掌心落地，右手扶髋（图 3-191）。

（3）吸气，重心移至左脚，抬起右腿，脚趾回勾，右腿与地面平行，右臂向上伸展，胸部向右侧翻转，转头，眼睛向上看，双膝伸直，避免左膝超伸（图 3-192），保持这个体式 20~30 秒。

（4）吸气，屈左膝，右腿还原，躯干直立，在另一侧重复这一体式。

作用：强健脊椎骨的下部区域，增强消化系统功能，缓解胃肠不适。

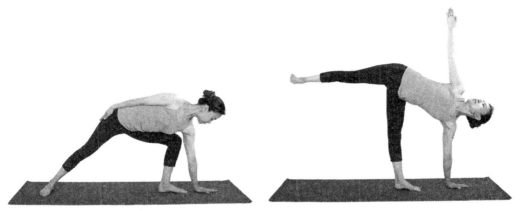

图 3-191   图 3-192

（五）趾尖式

预备姿势：山式（图 3-5）。

方法：（1）吸气，弯曲右膝，将右脚背放在左大腿根部，成半莲花。

（2）呼气，缓缓屈左膝下蹲，接近地面时，双手撑地，完全下蹲后，提起左脚跟，使脚跟抵住会阴处，前脚掌支撑身体，右膝下沉，使右大腿与地面平行。保持平衡后，双手胸前合十（图 3-193）。保持 5~6 组呼吸。

（3）吸气，双手撑地，脚跟还原，伸直左膝，回到山式，在另一侧重复这一体式。

作用：锻炼脚趾和脚踝，促进足部血液循环，调节生殖系统，提升专注力。

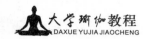

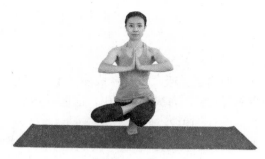

图 3—193

六、倒置类

（一）简易头倒立式

预备姿势：金刚坐姿（图 3—3）。

方法：（1）身体前倾，将双手放在膝盖两侧，掌跟与双膝对齐，手指朝前，两掌之间的距离与肩同宽。

（2）弯曲手肘，保证臀部不离开脚跟，将前额落在垫子上。

（3）臀部离开脚跟，脚掌落地，双膝伸直，额头向前滚动，直到头顶触垫子，大臂与小臂呈直角（图 3—194）。

（4）脚趾向头的方向移动，使背部尽量垂直地面，保持这个体式几秒。

（5）吸气，弯曲右膝，将右膝放于右大臂后侧，右小腿上抬（图 3—195），再弯曲左膝，将左膝盖放于左大臂后侧，两肘关节向内收，大臂保持相互平行。

（6）当这一体式稳固后，吸气，将小腿向上提，使脚趾尖朝上，保持这一体式 20 秒左右（图 3—196）。

（7）呼气，将双脚依次落回到垫子上，臀部坐回到脚跟上，前额触地，大拜式放松。

注意：由于简易头倒立式较比头倒立式简单，所以更适合于初学者。

作用：促进头部血液循环，增强手腕、手臂力量，提高腰、腹部核心力量。

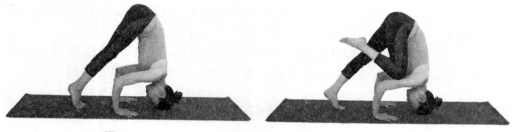

图 3—194   图 3—195

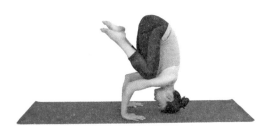

图 3—196

七、大学生健身瑜伽四级经典组合

（1）山式（图3—5）。双臂经侧向上伸展，呼气，躯干前屈，成站立前屈伸展式（图3—29）。

（2）吸气，抬头，延展脊柱，微屈双膝，呼气，右脚向后迈一大步，吸气，躯干直立，双手胸前合十，呼气，向左后方扭转，完成侧角扭转式（图3—197）。

（3）吸气，双手放在左脚两侧，右脚跟上提，脚掌落地，呼气，左脚向后一步，并拢右脚，完成斜板式（图3—85）。

（4）双膝落地，跪立，双手扶髋，吸气，延展脊柱，呼气，双臂依次经前向后，双手放在脚跟上，完成骆驼式（图3—198）。

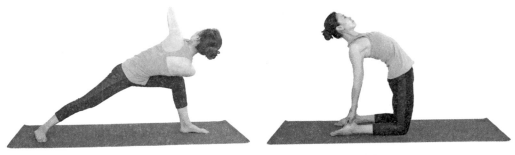

图 3—197　　　　　　　　　　　　　　　　　图 3—198

（5）吸气，身体还原，呼气，大拜式放松。

（6）身体前倾，将双手放在膝盖两侧，掌跟与双膝对齐，将前额落在垫子上。臀部离开脚跟，脚掌落地，双膝伸直，脚趾向头的方向移动，头顶触垫子，吸气，弯曲右膝，将右膝放于右大臂后侧，右小腿上抬，再弯曲左膝，将左膝盖放于左大臂后侧，两肘关节向内收，完成简易头倒立式（图3—199）。

（7）双脚落地，大拜式放松。吸气，臀部抬起，双膝伸直，脚掌落地，完成顶峰式（图3—103）。

（8）吸气，右脚向前迈一大步，躯干直立，双手胸前合十，呼气，向右后方扭转，完成侧角扭转式（图3—200）。

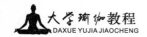

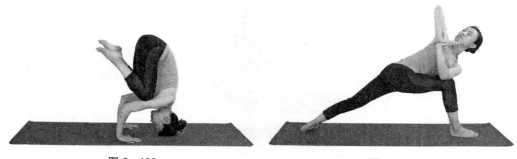

图 3—199   图 3—200

（9）吸气，保持双手合十，将身体还原，伸直右膝，呼气，还原双臂，山式站立。

（10）屈右膝，右手握住右脚踝，吸气，左臂经侧向上伸展，呼气，身体前倾，将右大腿向上提，左臂靠近左耳，向上伸展，左手成智慧手印，完成舞蹈式（图 3—201）。

（11）山式，屈左膝，左手握住左脚踝，吸气，右臂经侧向上伸展，呼气，身体前倾，将左大腿向上提，右臂靠近右耳，向上伸展，右手成智慧手印，完成舞蹈式（图 3—202）。

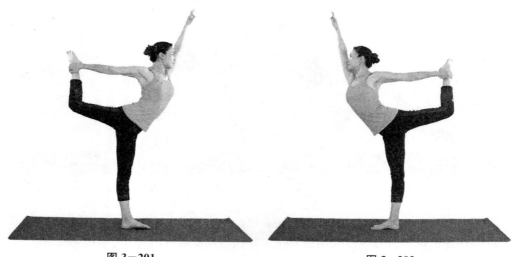

图 3—201   图 3—202

（12）山式，双脚分开，与髋同宽，屈膝下蹲，五指分开放在地上，双手撑地，双膝抵在腋窝处，将臀部抬高，身体重心前移，双脚依次抬起，脚趾尖向后伸展，使双脚与头同高，眼睛凝视鼻尖，完成鹤蝉式（图 3—203）。

（13）双脚落地，山式坐姿，上腿分开，吸气，双臂上举，呼气，躯干前屈，将腹部、胸部、下颚放在地面上，双臂向两侧打开，双手抓住两个大脚趾，使背部平整，完成坐角式（图 3—204）。

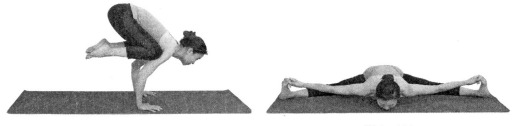

图 3—203　　　　　　　　　　图 3—204

（14）仰卧，吸气，双手、双脚和躯干同时上抬，双手掌心相对，重心放在坐骨上，收腹提肋，微收下颌，目视脚趾方向，完成船式（图 3—205）。

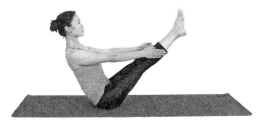

图 3—205

（15）仰卧，放松。

第五节　大学生健身瑜伽五级体式

一、伸展类

（一）毗湿奴式

预备姿势：仰卧（图 3—14）。

方法：（1）身体转向左侧，成左侧卧。伸展左臂过头与身体成一条直线，屈左肘，左手掌支撑头，掌放于左耳之上，右手放在身体前面的垫子上，保持几秒钟，配合深长的呼吸（图 3—206）。

（2）屈右膝，用右手大拇指、食指和中指勾住右脚大脚趾（图 3—207）。

（3）呼气，向上伸展右臂与右腿，保持 15～20 秒（图 3—208、图 3—209）。

（4）再次呼气，弯曲右膝，放下头部，翻转身体成仰卧，在另一侧重复这一练习。

作用：放松双髋和腘绳肌，对骨盆区域有益，强健腿部筋腱，还可以缓解背痛，防止疝气。

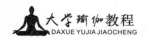

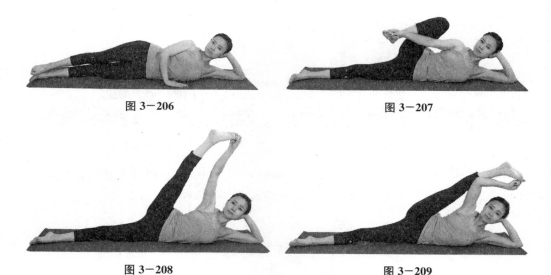

图 3—206　　　　　　　　　　　　图 3—207

图 3—208　　　　　　　　　　　　图 3—209

（二）扭头触膝式

预备姿势：山式坐姿（图 3—2）。

方法：（1）弯曲左膝，将左脚跟抵住会阴处，左膝触地，左髋尽量外展，右腿向右侧打开，脚趾回勾。

（2）吸气，双臂经侧向上抬起，伸展过头，掌心相对。

（3）呼气，身体向右侧弯曲，右手虎口朝下，自右脚内侧，抓住右脚趾，右肘落地，左手抓住右脚，使左臂、左肩向上、向后伸展，并使躯干朝上翻转（图 3—210）。

（4）保持这一体式 20 秒左右，呼气，松开双手，身体还原，在另一侧重复这一体式。

作用：促进消化，增强与刺激肾脏，增强脊柱的血液循环，并缓解背痛。

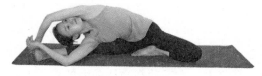

图 3—210

（三）神猴哈努曼式

预备姿势：金刚坐姿（图 3—3）。

方法：（1）抬高臀部，跪立，将左脚向前迈，右大腿与地面保持垂直（图 3—211）。

（2）呼气，双手在身体两侧支撑，试着把双腿伸直，保持臀部上提，然后把双腿和臀部压向地面，左腿的后侧和右腿的前侧及右脚脚背应紧贴地面，左脚趾回勾（图 3—212）。

（3）双手胸前合十，吸气，双手举过头顶，向上伸展，延展颈部（图3－213）。

（4）双手回到胸前，并将双手放在左腿内侧支撑，左腿向后摆，成金刚坐姿，在另一侧重复这一体式。

作用：有助于治疗坐骨神经痛和其他腿部疾患，增强腿部肌肉，保持腿部健康。

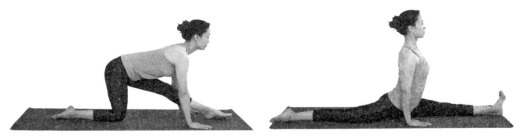

图3－211   图3－212

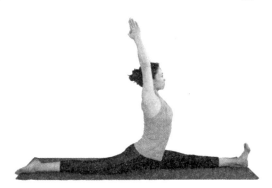

图3－213

二、前屈类

（一）龟式

预备姿势：山式坐姿（图3－2）。

方法：（1）双腿分开两肩宽，脚趾回勾（图3－214），微屈双膝，吸气，使手臂于双膝下穿过，并向斜后方伸展，掌心贴地。

（2）呼气，躯干前屈，双臂向后延伸，腹部、胸部、下颌触地，双膝伸直，脚趾回勾（图3－215），保持5～6组呼吸。

（3）屈双膝，将双臂依次收回，躯干直立，双腿并拢，山式坐姿放松。

作用：加强双腿、腰背部肌肉的伸展，滋养脊柱神经，灵活双肩，按摩腹内脏器官，消除尿频、胃肠胀气，舒缓大脑神经，稳定情绪，使内心安宁。

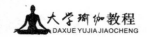

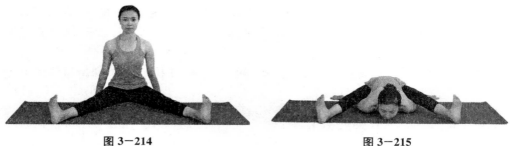

<table>
<tr><td>图 3-214</td><td>图 3-215</td></tr>
</table>

（二）马里琪二式

预备姿势：山式坐姿（图 3-2）。

方法：（1）屈右膝，右脚放在左大腿上，右脚脚跟抵住脐部，成半莲花式，屈左膝，左脚靠近臀部，左脚内侧距右膝约一拳的距离，使右膝落地（图 3-216）。

（2）身体稍前倾，左臂向前伸出，腋窝抵住左膝内侧，呼气，左臂环绕住左腿胫骨和左大腿，弯曲右肘，将右前臂摆到背后，右手在背后抓住左手手腕（图 3-217）。

（3）呼气，躯干前屈，前额触地（图 3-218），保持 5～6 组呼吸。

（4）吸气，抬起头部和躯干，松开双手，伸直双腿，然后在另一侧重复这一体式。

作用：收缩腹部器官，增强腹部区域的血液循环，强化消化功能，补养增强下背部，使手指坚强有力。

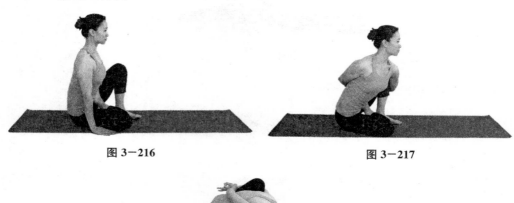

<table>
<tr><td>图 3-216</td><td>图 3-217</td></tr>
</table>

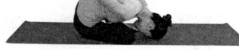

图 3-218

（三）半英雄背部伸展式

预备姿势：山式坐姿（图 3-2）。

方法：（1）弯曲右膝，右脚放在右臀部外侧，脚背贴地，左脚趾回勾（图 3-219）。

（2）吸气，双臂经侧向上抬起，举过头顶，掌心向前（图3－220）。

（3）呼气，躯干前屈，使腹部、胸部、前额，依次落在左腿上，右手抓住左手手腕，背部伸展（图3－221），保持5～6组呼吸。

（4）吸气，抬头，双臂向前伸展，躯干直立，呼气，双臂经侧还原，伸直右腿，在另一侧重复这一体式。

作用：强健腹部器官，缓解腿部肿胀，治疗踝关节、膝关节损伤。

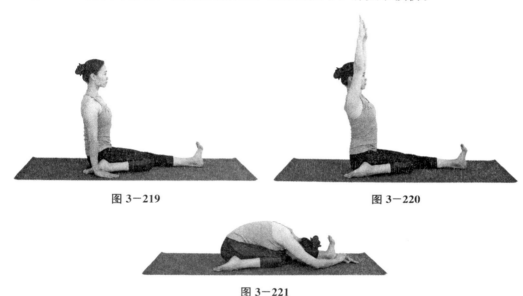

图3－219　　　　　　　　　　　　　　图3－220

图3－221

三、后展类

（一）弓式

预备姿势：俯卧（图3－31）。

方法：（1）屈双膝，两臂向后伸展，左手抓住左脚踝，右手抓住右脚踝，双膝间距离与髋同宽（图3－222）。

（2）吸气，抬高双膝离地，双腿向上提，同时带动胸部离地，抬头，避免头部过分后仰，用腹部支撑身体的全部重量（图3－223）。

（3）保持20～60秒，呼气，松开双手，双腿伸直，头和腿回到地面上，俯卧放松。

注意：患有甲状腺肿大或甲亢的人不要练习这个体式。由于练习这一体式时脊骨受到拉力，患有脊椎关节盘错位的人应向医生咨询后才决定是否练习。

作用：使脊柱恢复弹性，胸、腹肌肉得以强壮，髋部和肩部肌肉、关节得到放松；内脏器官得到按摩并获得更多的血流供应，功能得到改善；有助于消除胃肠功能失调、消化不良、慢性便秘；有效预防胆、肾结石的形成，治疗糖尿病和痔疮。

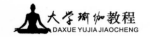

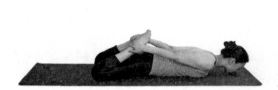

图 3—222

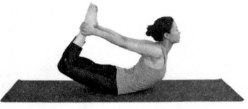

图 3—223

（二）全莲花鱼式

预备姿势：山式坐姿（图 3-2）。

方法：（1）弯曲左膝，左脚放在右大腿上，弯曲右膝，右脚放在左大腿上，盘成全莲花式。

（2）双手放在臀部后侧撑地，身体后倾，屈肘，双肘依次落地，吸气，胸部上提，头部后仰，直到头顶触地，呼气，保持稳定，再次吸气，双臂经侧向上伸展，双手合十（图 3-224），保持 5～6 组呼吸。

（3）吸气，将双臂还原，双手撑地，坐起，呼气，打开双腿，放松。

（4）交换双腿的位置，重复这一体式。

作用：促进脊柱血液循环，伸展背部、胸部肌肉，调理甲状腺，滋养脊柱神经。

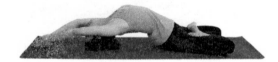

图 3—224

（三）轮式

预备姿势：仰卧（图 3-14）。

方法：（1）弯曲双膝，使两脚掌落地，脚跟尽量靠近臀部，屈肘，将双手放在肩的上方，掌心朝下，手指指向脚的方向（图 3-225）。

（2）吸气，双手撑地，使臀部抬起，头顶触地（图 3-226）。

（3）抬起头、背部和臀部，使身体呈拱形，身体的重量靠手掌和脚掌支撑，双臂伸直，向上提拉大腿肌肉，脚趾和膝盖指向前方，头部自然下垂（图 3-227），保持 5～6 组呼吸。

（4）弯曲双膝，头、臀部、背部落回到垫子上，仰卧放松。

作用：这一后弯的体式增强背部肌群的力量，放松肩关节和颈部肌肉，使脊柱得到完全的伸展，使身体更加柔软，头部供血加强，有效释放压力。

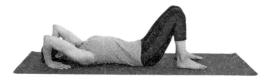

图 3－225

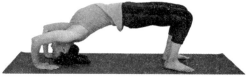

图 3－226

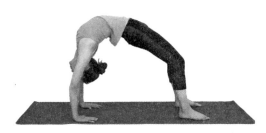

图 3－227

四、平衡类

（一）侧板单腿伸展式

预备姿势：金刚坐姿（图 3－3）。

方法：（1）完成侧斜板式（图 3－148）。

（2）吸气，弯曲右膝，右手大拇指、食指和中指勾住右脚大脚趾（图 3－228）。

（3）呼气，右腿向上伸展，双膝伸直，左脚外侧用力踩住垫子。

（4）转头，眼睛看向右手的方向，左侧腰与左腿外侧呈一条斜线（图 3－329），深长呼吸，保持 20～30 秒。

（5）吸气，屈右膝，松开脚趾，双脚并拢，右手放回体侧，呼气，还原成斜板式，屈双膝，回到金刚坐姿，放松，在另一侧重复这一体式。

作用：除具有侧斜板的效果外，还能够强健手腕，伸展腿部肌肉，加强髋关节灵活性。

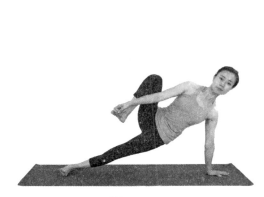

图 3－228

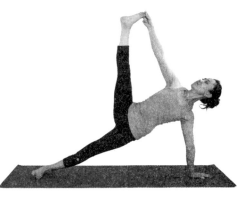

图 3－329

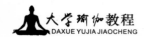

（二）八屈式

预备姿势：山式（图3-5）。

方法：（1）双脚分开与肩同宽，屈双膝，下蹲。

（2）右手放在双脚之间，左手放在左脚外侧，双手掌撑地，屈肘，使右腿在右大臂上方。

（3）吸气，抬起右脚，同时将左脚抬起并向右侧伸出，右脚在下，左脚在上，双脚踝交叉，呼气，抬高臀部，降低身体重心，保持背部、双肩与地面平行，伸直双膝，双腿向右侧打开，尽量向远端延伸，抬头，眼睛看向前方（图3-230），保持5~6组呼吸。

（4）右脚回到双手之间，左手回到左手外侧，在另一侧重复这一体式。

作用：加强腰部灵活性，增强手臂、腰腹力量，柔软脊柱，提高平衡力与专注力。

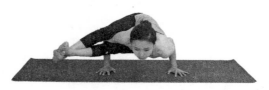

图3-230

（三）直立抓趾平衡式

预备姿势：山式（图3-5）。

方法：（1）重心放于右脚，左手扶于髋部，吸气，屈左膝，抬高左腿，以左手的拇指、食指及中指在左腿内侧抓住左脚大脚趾（图3-231）。

（2）呼气，左腿向前伸直，背部挺拔，双肩放松，避免左髋向上提，保持5~6组呼吸（图3-232）。

（3）吸气，弯曲左膝，回到步骤（1），呼气，放松。

（4）吸气，保持左膝弯曲，将髋部展开，左膝朝向左侧。

（5）呼气，伸直左膝，将左腿向左侧伸展，同时打开右臂，使右臂平行地面，背部挺拔（图3-233），保持5~6组呼吸。

（6）屈左膝，将左腿还原，在另一侧重复这一体式。

作用：使腿后侧及内侧肌肉得到完全伸展，使腿部肌肉更为强健，身体更为均衡和稳定，髋关节灵活度增加，肩关节稳定性增强。

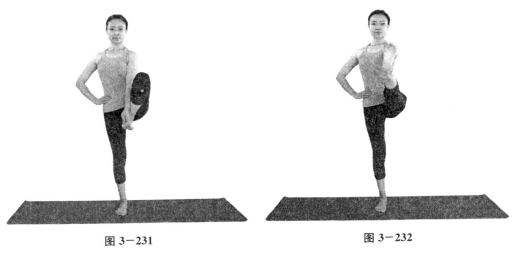

图 3-231　　　　　　　　　　　　　　图 3-232

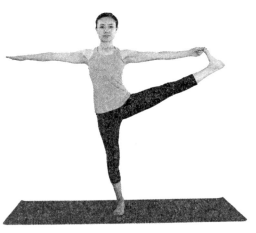

图 3-233

（四）单手蛇式

预备姿势：山式坐姿（图 3-2）。

方法：（1）弯曲右膝，将右大腿内侧放于右大臂外侧靠近肩膀的位置，大小腿夹紧右肩，双手平放于身体两侧，与臀部成一线。

（2）吸气，双手推地，使臀部和左腿离地，向前伸展左腿，伸直左膝，双脚脚趾向远端延伸，使右小腿和左大均平行于地面（图 3-234）。

（3）呼气，还原双腿，放松，在另一侧重复这一体式。

作用：增强腰腹部及手臂力量，伸展下肢，滋养脊柱神经，发展身体平衡能力。

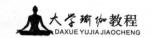

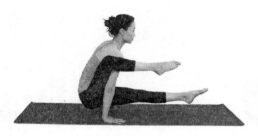

图 3-234

（五）双手蛇式

预备姿势：山式（图 3-5）。

方法：（1）双脚分开两肩宽，吸气，双臂经侧向上，伸展过头顶，掌心向前，呼气，躯干前屈，同时双膝弯曲，将双手在双脚内侧靠近双脚的位置，掌心撑地。

（2）屈肘，膝盖内侧抵于大臂外侧，将身体重心放在双手上（图 3-235）。

（3）吸气，双脚依次向上抬起，双腿向两侧延伸，双膝伸直，脚尖向远端延展，大臂与地面平行，胸部上提，背部平展，眼睛看向前方（图 3-236）。

（4）吸气，双脚落地，双臂伸直，经前向上伸展，躯干直立，呼气，还原，回到山式站立。

作用：伸展脊柱、双腿和颈部，强化腹部器官。

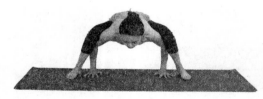

图 3-235

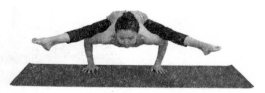

图 3-236

（六）侧乌鸦式

预备姿势：山式（图 3-5）。

方法：（1）屈膝下蹲，双手五指分开放在右脚外侧，掌心撑地，两臂分开略比肩宽，同时脚跟抬起，双膝并拢，髋、双腿向左转动至极限，调整双手间距，大约一肩半宽（图 3-237）。

（2）屈双肘，保持大臂与小臂成 90°，抬高臀部，将重心移至双手，吸气，让右大腿放在左大臂上，右脚离地，伸直右膝（图 3-238）。

（3）继续移动重心，双手用力支撑，将左腿抬起，双脚并拢，伸直双膝，向前伸展背部（图 3-239）。

（4）呼气，左脚先放落垫子上，再落下右脚，蹲在垫子上。在另一侧重复这一体式。

作用：使下背部更加灵活，脊柱更富有弹性；肠的蠕动更好地促进了体内毒素的排出，消除便秘；平衡与协调能力增强，骨密度增加；腹斜肌和大腿外侧肌肉得到伸展。

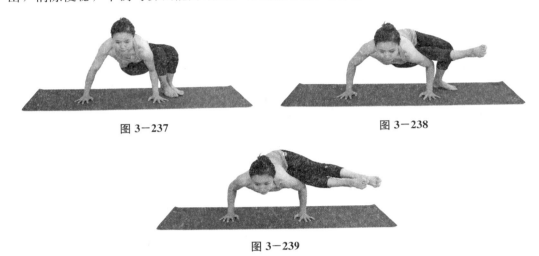

图 3—237　　　　　　　　　　　　　图 3—238

图 3—239

五、倒置类

（一）头肘倒立式

预备姿势：金刚坐姿（图 3—3）。

方法：（1）身体前倾，保证臀部不离开脚跟，腹部贴在大腿上，双手抱住对侧手肘，使大臂与地面垂直。

（2）固定住肘关节的位置，打开双手，双手十指交叉握，放在垫子上，使手掌成握杯形，小指一侧的手掌放在垫子上，手指始终要保持紧扣。如果双手松开，身体的重量就会压在手指上，手臂会感到疼痛。

（3）臀部离开脚跟，将头顶放在垫子上，使头后部抵在双手形成的杯形中，注意不要把前额或者头后部放在垫子上，只有头顶接触垫子（图 3—240）。

（4）伸直双膝，前脚掌落地，双脚向前移动，但不要过分前移，当身体有向前翻滚的感觉时，就停下来，稍向后压脚跟，将臀部移送一点点（图 3—241）。

（5）吸气，屈右膝，右脚离地（图 3—242），臀部稍向后移动，将左脚离地，双膝并拢（也可以双脚同时离地）（图 3—243）。

（6）当身体稳定后，有控制地向上抬双腿，先将髋部展开，慢慢伸直双膝，身体与地面垂直，脚趾回勾（图 3—244），保持 30 秒。

（7）屈双膝，有控制地放落双腿，双脚落地，臀部坐回脚跟，大拜式放松。

注意：动作的过程中，注意伸展骨盆，及时调整骨盆位置；如果身体失去平衡，就应该松开紧锁的双手，弯曲膝盖，成前滚翻，翻滚过去。

作用：古代典籍中把头倒立式称作瑜伽体式之王。练习头倒立式，可使健康纯净的血液流入大脑，脑细胞更加活跃，因此思维更加清晰；可以保证下垂体以及松果体得到

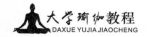

充足的血液供应；失眠、记忆力衰退减轻；保持身体温暖，血液中的血红素明显增加。

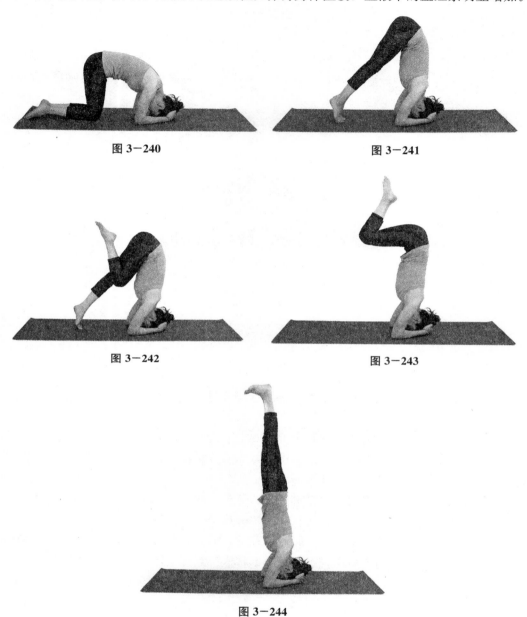

图 3—240   图 3—241

图 3—242   图 3—243

图 3—244

（二）头手倒立式

预备姿势：金刚坐姿（图 3—3）。

方法：（1）身体前倾，将双手放在膝盖两侧，掌跟靠近双膝，手掌相互平行，手指朝前，五指分开，两手掌之间的距离不超过肩宽。

（2）弯曲肘关节，保证臀部不离开脚跟，将前额落在垫子上。

（3）臀部离开脚跟，额头向前滚动，直到头顶百会穴触垫子，头与双手成等边三角形，大腿与地面垂直，大臂与小臂呈直角（图3-245）。

（4）伸直双膝，前脚掌着地，脚后跟下压，两肘关节向内收，保持背部挺拔（图3-246）。

（5）扩张胸腔，使背部伸展，脚趾向前移动，靠近头部，吸气，屈右膝，右脚离地（图3-247），臀部稍向后移动，将左脚离地，当身体有向前翻滚的感觉时，就停下来，稍向后压脚跟，将臀部移送一点点（也可以双脚同时离地），两膝并拢（图3-248）。

（7）当身体稳定后，有控制地向上伸双腿，先将髋部展开，慢慢伸直双膝，身体与地面垂直，前臂应与地面垂直并相互平行，始终保持两肘内收，脚趾回勾，保持30秒（图3-249）。

（8）屈双膝，有控制地放落双腿，大拜式放松。

作用：腰腹核心肌群得到强化，调理生殖系统的神经紊乱和腺体功能失调，赋予大脑活力，减轻焦虑与不安，缓解背部压力，促使血液倒流，帮助组织再生。

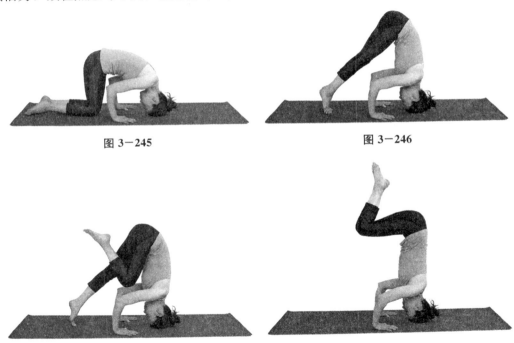

图3-245　　　　图3-246

图3-247　　　　图3-248

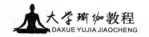

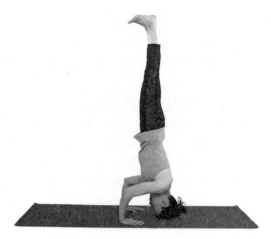

图 3—249

六、大学生健身瑜伽五级经典组合

（1）山式（图 3—5），双臂经侧向上伸展，呼气，躯干前屈，完成站立前屈伸展式（图 3—29）。

（2）吸气，抬头，延展脊柱，微屈双膝，呼气，双脚依次向后迈一步，完成斜板式（图 3—85）。

（3）左手支撑，完成侧斜板式（图 3—156）。

（4）吸气，弯曲右膝，右手大拇指、食指和中指勾住右脚大脚趾，呼气，右腿向上伸展，双膝伸直，完成单腿侧斜板式（图 3—250）。

（5）还原成斜板，在另一完成单腿侧斜板式。

（6）还原到斜板式，弯曲双膝，大拜式放松。

（7）身体前倾，双手十指交叉握，放在垫子上，将头顶放在垫子上，伸直双膝，吸气，依次弯曲双膝，使双脚离地，有控制地向上抬双腿，使双腿、躯干与地面垂直，脚趾回勾，完成头肘倒立式（图 3—251）。

（8）俯卧，屈双膝，两臂向后伸展，双手抓住双脚踝，吸气，抬高双膝离地，双腿向上提，同时带动胸部离地，完成弓式（图 3—252）。

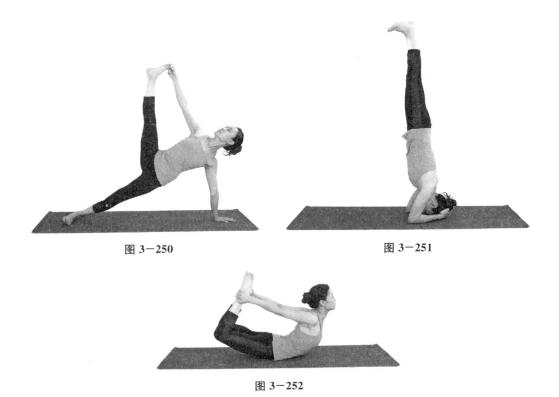

图 3－250

图 3－251

图 3－252

（9）俯卧，放松，双手放在胸部两侧，屈双膝，完成四脚板凳式（图 3－9）。

（10）小腿交叉，臀部向后移动，坐在双脚之间的垫子上，双腿向前伸直，成山式坐姿（图 3－2）。

（11）弯曲右膝，将右大腿内侧放于右大臂外侧靠近肩膀的位置，大小腿夹紧右肩，双手平放于身体两侧，吸气，双手推地，使臀部和左腿离地，完成单手蛇式（图 3－253）。

（12）吸气，身体前屈，屈肘，两肘内收，将左腿向右伸展，使两脚踝交叉相勾，呼气，伸直双膝，完成八屈式（图 3－254）。

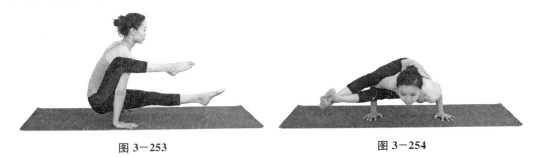

图 3－253

图 3－254

（13）还原，回到山式坐姿，弯曲左膝，将左大腿内侧放于左大臂外侧靠近肩膀的位置，大小腿夹紧左肩，双手平放于身体两侧，吸气，双手推地，使臀部和右腿离地，完成单手蛇式（图 3－255）。

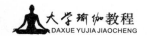

（14）吸气，身体前屈，屈肘，两肘内收，将右腿向左伸展，使两脚踝交叉相勾，呼气，伸直双膝，完成八屈式（图3—256）。

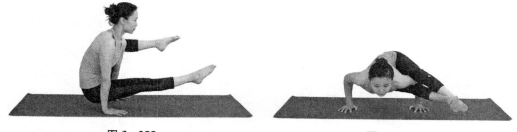

图3—255　　　　　　　　　　　　图3—256

（15）山式坐姿（图3—2），屈右膝，右脚放在左大腿根部，右腿半莲花式，屈左膝，左靠近臀部，左脚内侧距右膝约一拳的距离，右膝落地，身体稍前倾，左臂向前伸出，腋窝抵住左膝内侧，呼气，左臂环绕住左腿胫骨和左大腿，弯曲右肘，右手在背后抓住左手手腕，完成马里琪二式（图3—257）。

（16）回到山式坐姿，在另一侧完成马里琪二式（图3—258）。

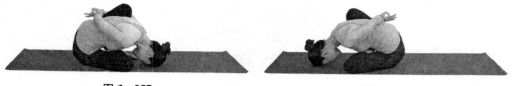

图3—257　　　　　　　　　　　　图3—258

（17）仰卧，弯曲双膝，使两脚掌落地，脚跟尽量靠近臀部，屈肘，将双手放在肩的上方，手指指向脚的方向，吸气，双手撑地，使臀部、背部向上抬起，脚趾和膝盖指向前方，完成轮式（图3—259）。

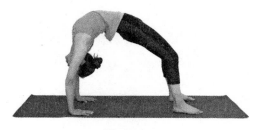

图3—259

（18）仰卧，放松。

第六节　大学生健身瑜伽拜日式

拜日式是瑜伽体式中非常重要而且著名的一套动作。梵文词Surya的意思是太阳，Namaskara的意思是致敬、礼拜，所以这套动作被称为"拜日式"，因其包含12个动作，所以又被称为"十二太阳礼"。

预备姿势：山式（图3－260），双手胸前合十，五指并拢，小臂呈一线与地面平行，成祈祷式。

方法：（1）吸气，双臂经侧向上，放于头两侧，掌心向前，双腿并拢，脊柱向上延伸。

（2）呼气，将躯干后展，使胸腔上提，完成展臂式（图3－261）。

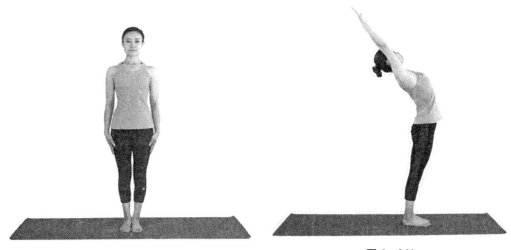

图3－260　　　　　　　　　　　　　图3－261

（3）吸气，身体直立，呼气，躯干前屈，两臂向前伸展，两手掌心落于双脚的两侧，肘关节内收，小腹贴在大腿上，胸尽量触膝盖，额头碰触胫骨，完成站立前屈伸展式（图3－262）。

（4）微屈双膝，吸气，右脚向后迈一大步，呼气，右脚掌、右膝触地，挺直背部，完成骑马式（图3－263），注意左膝在左脚踝正上方，眼睛注视前方。

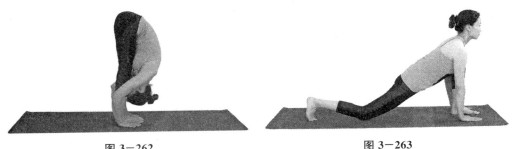

图3－262　　　　　　　　　　　　　图3－263

（5）吸气，伸直右膝，左脚向后与右脚并拢，尾骨上提，呼气，脚掌落地，完成顶峰式（图3－264）。

（6）吸气，弯曲双膝、双肘，呼气，使身体前移，完成八体投地式（图3－265）。

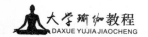
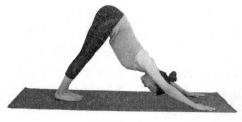

图 3—264   图 3—265

（7）吸气，身体向前移动，成俯卧，呼气，将脊柱向后伸展，完成眼镜蛇式（图 3—266）。

（8）吸气，勾脚，屈膝，尾骨上提，呼气，脚掌落地，完成顶峰式（图 3—267）。

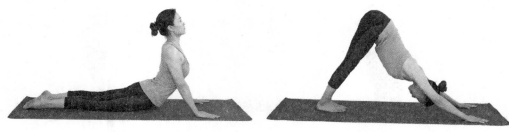

图 3—266   图 3—267

（9）吸气，右脚向前迈至两手之间，完成骑马式（图 3—268），再将左脚向前迈，双脚并拢，呼气，前屈，完成站立前屈伸展式（图 3—269）。

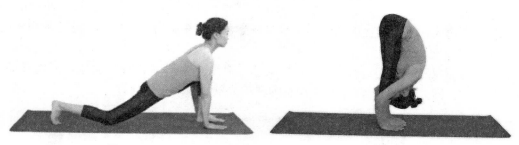

图 3—268   图 3—269

（10）吸气，抬头，两臂伸直，慢慢立起身体，呼气，继续将脊柱后展，完成展臂式（图 3—270），吸气，身体直立，呼气，两手合掌拉至胸前，成祈祷式。

（11）在另一侧重复拜日式。

作用：拜日式的运动量较大，能有效地减压，令手足有力，腰腹肌肉得到锻炼，整条脊柱变得柔软灵活；利于视力和肝脏，并调整失调的骨骼肌肉系统和血压。作为一个整体，这套动作能使全身各系统功能达到极佳的和谐状态。

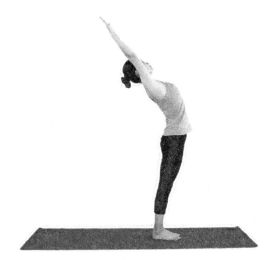

图 3-270

第七节 大学生健身瑜伽双人体式

"双人瑜伽"顾名思义就是由两个人共同参与瑜伽动作的练习，相互之间通过呼吸和动作的协调，互借对方的力量，同心协力，相互默契完成美妙的动作。打破传统瑜伽的"自我感觉"，双人瑜伽注重的是与对方分享与交流的练习过程，增加练习的趣味性。

双人瑜伽从本质上说和单人瑜伽是一样的，只是更强调两个人共同协作，完成一些单人无法进行或比较难实现的瑜伽动作。虽然每个练习者的身材、身体素质不同，但彼此间的信任是完成双人瑜伽最重要的条件。双人瑜伽除了能唤醒自我，更能让我们学会和别人一起分享生活。

注：在本节的动作讲解中，右侧人为甲，左侧人为乙；前面人为甲，后面人为乙；上面人为甲，下面人为乙。

一、双人简易扭脊式

预备姿势：双方相对而坐，双手抱膝，双脚并拢，腰背部挺拔。

方法：（1）两人将右膝伸直，右脚趾回勾，将双手分别放在双膝上。

（2）呼气，乙向左转体，左手臂绕过背后，拉住甲的右手，甲向右转体，左手臂绕背后拉住乙的右手（图 3-271），放松双肩和脊柱，在呼气时做充分的扭转。

（3）松开双手，将身体还原。双方交换，在另一侧重复这一体式。

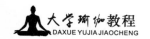

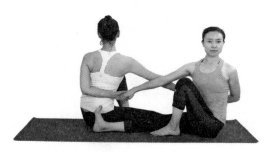

图 3-271

二、双人门闩式

预备姿势：双方跪立在垫子两端，双膝、双脚并拢，腰背部挺拔（图3-272）。

方法：（1）甲将右腿向右侧伸出，乙将左腿向左侧伸出，两人双脚交叉，甲的左大腿和乙的右大腿都要与地面垂直，脚背着地（图3-273）。

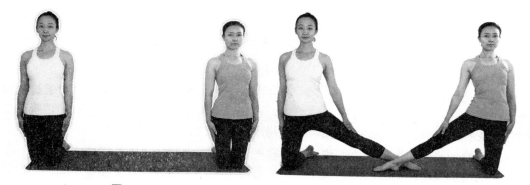

图 3-272   图 3-273

（2）呼气，甲将身体向右屈，右手放在右脚踝上，左手臂向上伸展；乙将身体向左屈，左手放在左脚踝上，右手臂向上伸展（图3-274）。

（3）甲的左手和乙的右手相握，将胸腔打开，保持自然的呼吸（图3-275）。

（4）双方交换位置，重复这一体式。

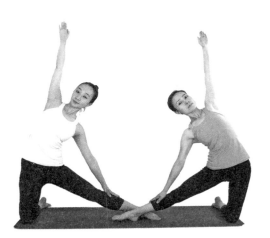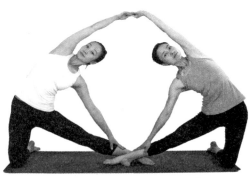

图 3-274   图 3-275

三、双人树式

方法一：

预备姿势：山式站立在垫子中央（图 3-276）。

方法：（1）甲将重心放于右脚，屈左膝，左手抓住左脚踝，将左脚掌放在右大腿根部，脚尖向下；乙将重心放于左脚，屈右膝，右手抓住右脚踝，将右脚掌放在左大腿根部，脚尖向下（图 3-277）。

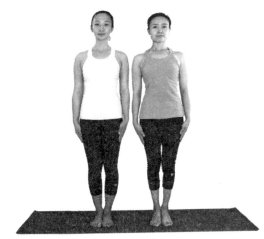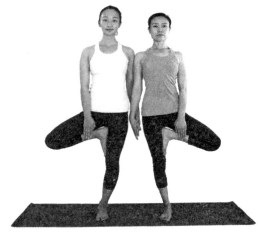

图 3-276   图 3-277

（2）甲右前臂与乙左前臂交叉，两手掌心相对，吸气，举过头，伸直手臂，打开双肩和胸腔，甲左手与乙右手合十，延展脊柱（图 3-278）。

（3）双方交换位置，重复这一体式。

方法二：

预备姿势：甲面朝前，乙背朝前，站立在垫子中央。

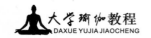

方法：（1）双方同时将重心放于右脚，屈左膝，左手抓住左脚踝，将左脚掌放在右大腿根部，脚尖向下（图3-279）。

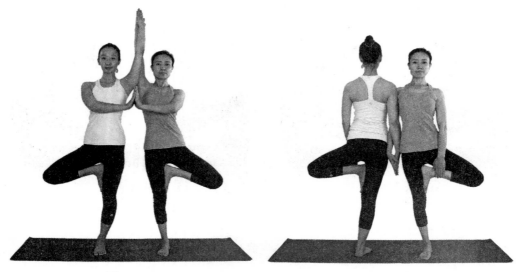

图3-278　　　　　　　　　　　　　图3-279

（2）同时举起右臂，使前臂交叉，掌心相对，同时，将左臂向后，绕过腰背部，与对方相握，收腹、提臀，放松双肩，保持几个深长的呼吸（图3-280）。

（4）双方交换位置，重复这一体式。

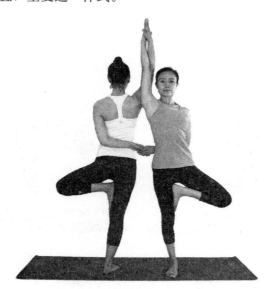

图3-280

四、双人船式

预备姿势： 双方相对而坐，弯曲膝盖，脚趾尖相对，双手抱住双膝，挺直腰背部

（图 3－281）。

方法：（1）双方拉手，重心稍向后移动，甲的右脚掌与乙的左脚掌相对，吸气，将腿伸直，甲的左脚掌与乙的右脚掌相对，脚跟放在垫子上（图 3－282）。

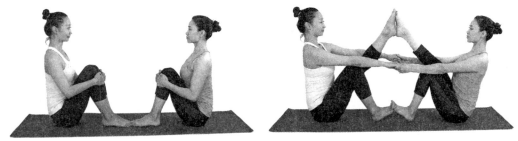

图 3－281　　　　　　　　　　图 3－282

（2）吸气，身体重心继续向后移动，双方同时从地面抬起另一条腿，伸直膝盖，下颚微微上扬，身体挺拔向上，脚尽量与头部同高（图 3－283）。

（3）呼气，屈双膝，还原。

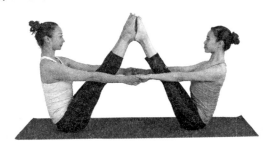

图 3－283

五、双人斜板式

预备姿势：乙完成斜板式，双脚分开与髋同宽，甲站立在乙两脚之间（图 3－284）。

方法：（1）甲双手握住乙的脚踝，将左腿抬起，左脚掌放于乙的上背部（图 3－285）。

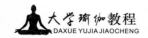

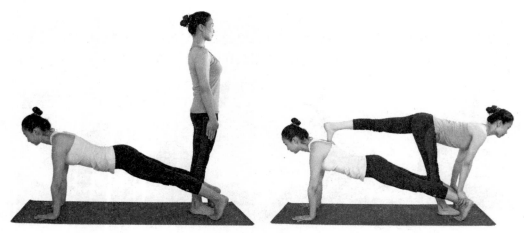

图 3—284　　　　　　　　　　　　图 3—285

　　（2）乙双手、双脚支撑，保持身体稳定，甲将右腿抬起，放在乙上背部，甲将双脚并拢（图 3—286）。

　　（3）收腹、收紧臀部，保持 30～60 秒，双方交换位置，完成这一体式。

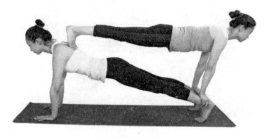

图 3—286

六、蛇式＋幻椅式

　　预备姿势：乙俯卧，双脚分开约 30 厘米，甲站立在乙两小腿之间（图 3—287）。

　　方法：（1）吸气，乙完成蛇式（图 3—288），乙将右臂上举，甲右手拉住乙右手（图 3—289）。

　　（2）甲弯曲双膝，乙将左臂上举，甲左手拉住乙左手（图 3—290）。

　　（3）双方交换，完成这一体式。

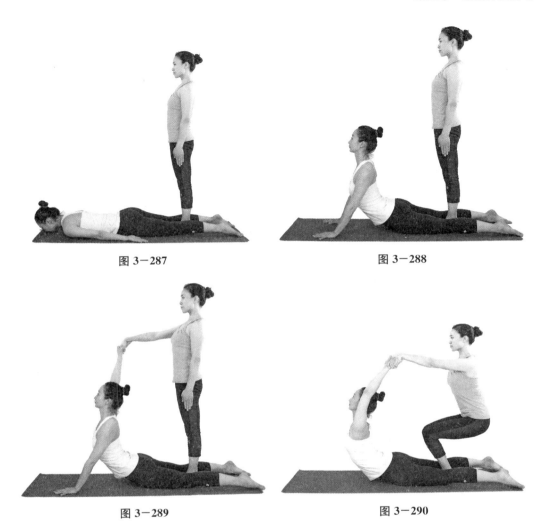

图 3－287　　　　　　　　　　　　　　图 3－288

图 3－289　　　　　　　　　　　　　　图 3－290

七、双角式＋虎式

预备姿势：乙完成双角式，保持背部伸展，尽量使后背平行地面，甲站在乙的后面（图 3－291）。

方法：（1）乙用双手、双脚稳定支撑身体，甲双手扶住乙的双肩，抬起左腿，屈左膝，使左膝、小腿放在乙的下背部，左脚掌撑地。

（2）甲将重心移向左腿，将右脚离开地面，右腿向后伸展，膝盖伸直，完成虎式（图 3－292）。

（3）双方交换，完成这一体式。

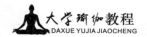

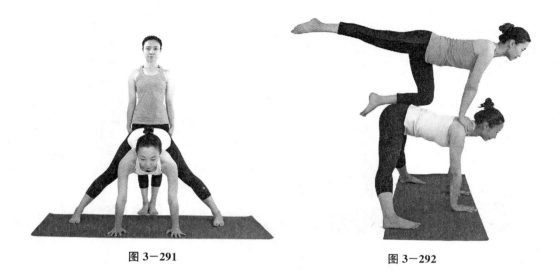

图 3－291 图 3－292

八、双人站立前屈伸展式

预备姿势：双方背靠背站立，距离大约 40 厘米（图 3－293）。

方法：（1）吸气，双方同时将手臂经前向上伸展过头顶（图 3－294），呼气，身体前屈，再次吸气，手指尖触碰垫子，延展脊柱。

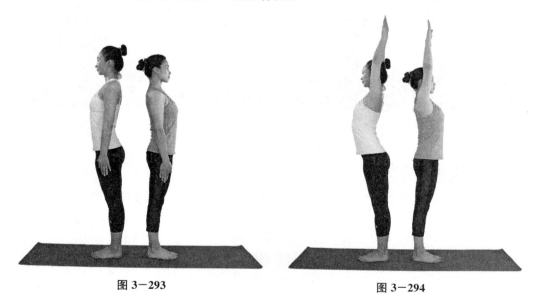

图 3－293 图 3－294

（2）呼气，躯干前屈，腹部、胸部和额头依次贴靠大腿，双手向后，抓住对方的脚踝（图 3－295），保持 20～30 秒，吸气，还原身体。

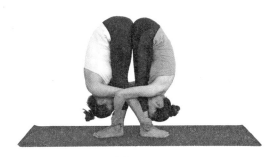

图 3—295

九、双人顶峰式

预备姿势：乙完成顶峰式，甲站在乙的前面（图 3—296）。

方法：（1）甲双手支撑在垫子上，屈右膝，将右脚掌踩在乙的上背部，再屈左膝，左脚放在乙的上背部，双脚并拢，伸直双膝（图 3—297）。

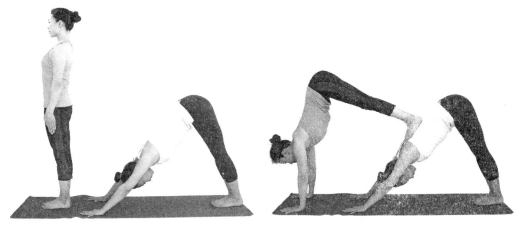

图 3—296　　　　　　　　　　　　　　图 3—297

（2）吸气，双方同时将左腿向上抬起，伸直膝盖，脚趾向上伸展（图 3—298），呼气，将左腿还原，再次吸气，同时将右腿向上抬起，呼气时还原右腿。

（3）双方交换，完成这一体式。

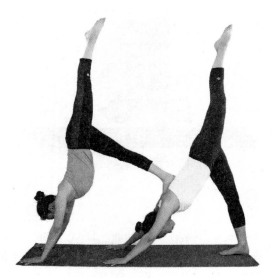

图 3—298

十、双人战士三式

预备姿势：双方面对面，分别站在垫子的两端（图 3—299）。

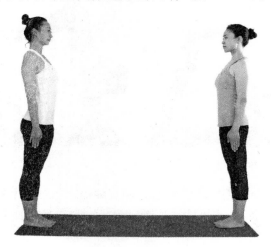

图 3—299

方法：（1）吸气，双方将双臂经侧向上伸展，双手掌心相对，甲将重心移至右脚，乙将重心移至左脚。

（2）呼气，身体前屈，同时，甲抬起左腿，乙抬起右腿，双手抓握对方大臂（图 3—300），大腿、背部平行地面。

（3）呼气将腿还原，再次吸气，将另一条腿抬起，完成这一体式。

— 116 —

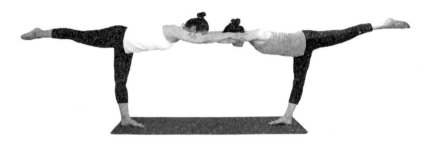

图 3-300

十一、双人三角伸展式

预备姿势：双方背靠背站立。

方法：（1）双脚分开一米左右，吸气，同时伸展手臂成侧平举，掌心朝下，双方将左脚向左动 90°，头转向左侧（图 3-301）。

（2）呼气，将身体向左侧屈，左手抓握对方右脚踝，使右臂向上伸展，手掌朝前，眼睛看向右手方向（图 3-302）。

（3）吸气，身体还原，在另一侧重复这一体式。

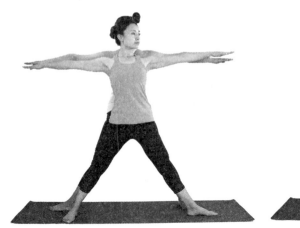

图 3-301

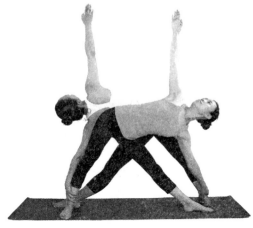

图 3-302

十二、双人舞蹈式

预备姿势：双方面对面站在垫子的后方。

方法：（1）吸气，甲将重心放在右脚上，屈左膝，左手抓住左脚踝，两膝靠拢；乙将重心放在左脚上，屈右膝，右手抓住右脚踝，两膝靠拢，甲将右臂、乙将左臂上举，掌心相对（图 3-303）。

（2）呼气，身体前倾，手抓住脚踝向上提，甲伸直右膝，乙伸直左膝，手臂向上伸展（图 3-304）。

（3）保持稳固的平衡，深长均匀地呼吸。

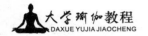

（4）松开手，重新以山式站立，在另一侧重复这一体式。

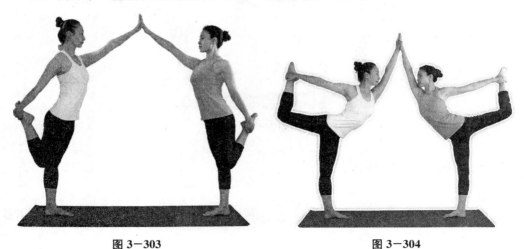

图 3－303   图 3－304

十三、双人半月式

预备姿势：双方背靠背站立，双脚分开 1 米左右。

方法：（1）吸气，两臂侧平举，掌心朝下（图 3－305）。

（2）呼气，左脚向左转动 90°，同时转头（图 3－306）。

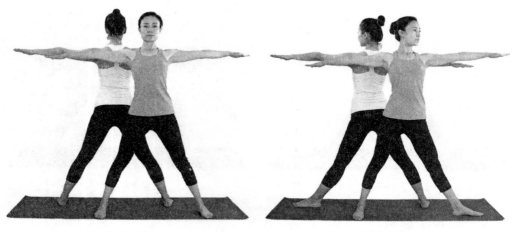

图 3－305   图 3－306

（3）弯曲左膝，左手放在左脚前面的垫子上，右手放在右臀上。

（4）左手手掌支撑，重心移至左脚，将左膝伸直，抬起右腿，左手握住对方的右脚踝，将其右腿向上推送（图 3－307）。

（5）保持该体式 20～30 秒，深长均匀的呼吸，然后逐步放下右腿。

（6）在另一侧重复这一体式。

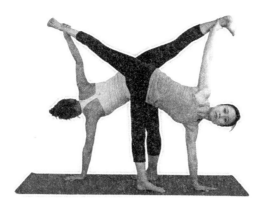

图 3—307

十四、双人直立抓趾式

预备姿势：双方面对面站立。

方法：（1）同时将右腿伸出，右脚掌点地（图 3—308）。

（2）吸气，抬起右腿，两人同时伸出左手，抓住对方的右脚踝（图 3—309）。

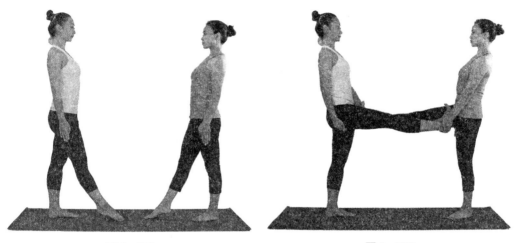

图 3—308　　　　　　　　　　　图 3—309

（3）再次吸气，将右臂向前伸展，掌心朝下，背部挺拔（图 3—310）。

（4）呼气，双方同时将身体向右转动，将右臂向右后方伸展，将头转向右侧（图 3—311）。

（5）身体还原，松开左手，回到山式站立，在另一侧重复这一体式。

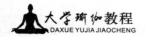

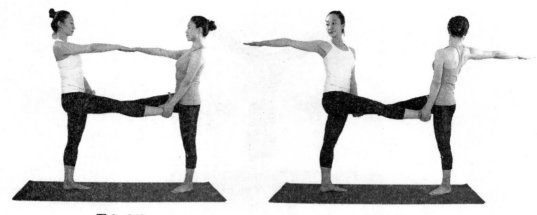

图 3—310   图 3—311

思考题:

1. 拜日式的健身功效有哪些?

2. 请自己编排适当的瑜伽套路,注意呼吸规律。

第四章 瑜伽休息术

章前导言：瑜伽休息术是现代瑜伽练习中修养身心的内容之一。休息术是一种有效的放松功法，它是人有知觉的睡眠状态，有助于人身体和精神在瑜伽体位练习后短时间内超量恢复，最终完全放松身心。

第一节 瑜伽休息术的概念及作用

一、瑜伽休息术的概念

瑜伽休息术是古老瑜伽中的一种颇具效果的放松艺术。在整个练习过程中，需要完全集中意识且放松身体。但这种休息与一般意义上的睡眠有着根本不同。因为在正确的练习中练习者能用意识去控制它，并且从意识中醒来。对于过于繁忙、缺少睡眠的人们，15 分钟左右的瑜伽放松术就能使其恢复精力。睡前练习瑜伽休息术至自然入睡可充分提高睡眠质量。在瑜伽课程中，每个动作间以及课程结束部分都会加入休息术，这有助于练习者肌体和精神的超量恢复。

一般人都认为放松是达到身体健康和心境稳定的关键之一。身体不紧张，行动必然轻松自如。有一个放松的身体，头脑自然会比较清醒、沉稳，办事效率也更高。遗憾的是，许多人从来没有体验过真正的放松。放松是一种安宁的感觉，也是在一种清醒的状态中休息，并不是睡觉，更不是昏昏沉沉。

作为瑜伽的一个重要组成部分，瑜伽休息术主要是通过一系列的放松练习，包括姿势、呼吸和冥想来帮助练习者减轻心理压力，消除情绪紊乱，对帮助治疗失眠、焦虑和忧郁症等都非常有效；因神经系统失调而导致的睡眠不佳、持续倦怠的人士，特别是经常处于紧张和焦虑之中甚至在睡眠中也很难放松的人们同样效果显著。

不同的人进行瑜伽休息术练习都会经历三个阶段：刚刚开始练习时可能只是进入深睡状态。经历过一段时间的练习后开始进入瑜伽休息状态，也就是身体进入很好的睡眠状态，思想却是完全清醒的。当完全进入瑜伽休息状态时，身体和思维都是休息的，这时完全清醒的思想成为身体和感觉的控制者。

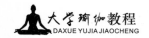

二、习练瑜伽休息术可缓解疲劳和压力

（一）为什么人会产生疲劳和压力

在一定的社会环境中生活，人们必然会受到各种各样的情境变化的刺激。良性刺激能促使人奋发前进，而一定强度的劣性刺激持续作用于机体则会通过一系列机制对人体正常生理机能造成影响，严重可致疾病甚至死亡。疲劳和压力就来自这些刺激。

（二）压力从何而来

现代人的压力来源主要有三种：工作过量、忧虑烦恼和用药频繁。它们使自主神经系统功能紊乱、交感神经系统过度紧张。针对当代大学生，压力来自学业、家庭和社会诸多方面。

（三）瑜伽休息术对疲劳和压力的作用

瑜伽休息术是一种帮助练习者探索如何应对压力的很好方式。放松不仅使人内心平和，也能减少生活挑战对练习者的心灵和身体的磨损。结合充足的睡眠、适量规律的运动和多种资源，练习者一定可以很大程度地改善自己的健康。

瑜伽休息术正逐渐进入大学生的业余生活，缓解学生们的疲劳和压力，促进其身心健康发展。

三、习练瑜伽休息术的注意事项

（1）练习应注意避免直接吹风，光线不能太强。周围环境要比较安静，避免有剧烈声响。

（2）尽量保持身体温暖。夏日练习时要关闭空调及风扇，室温较低时则要提高室温或为练习者盖好毯子。不要躺在冰冷的地板上练习，也不要在饱食后立即进行休息术练习。

（3）教练在带领学员练习瑜伽休息术时，学员的潜意识是打开的，因此教练必须是一个绝对负责任的人。练习者接受的不仅是教练口头传递的信息，还有教练言语间传递的从内而外的平静、安详和喜悦。教练发音吐字一定要清楚，语调要温和，这样才可引导学员进入舒适之境。

（4）念诵瑜伽休息术引导词的人要注意朗读的连续性，只有在叙述画面时才有一定时间的停顿，给予练习者想象的时间，2～3秒即可。不要单纯背诵引导词，温和并带有权威性的声音更能吸引学员的注意，从而避免他们思绪散漫。

（5）如果练习中有突发的响声惊扰了练习者，教练应以柔和的声音提醒，并带领大家调整好呼吸，继续练习。

（6）如果有人在练习过程中入睡或者打鼾，干扰到其他人的练习，教练可按摩学员头顶的百会穴，使其自然醒来；或轻轻摇醒，以免练习者受到惊吓。

（7）作为练习者，可选择自己感觉舒适的姿势来练习，比如坐着。

（8）如果是在白天练习，为了尽快恢复精力，在整个练习过程中练习者必须努力保持清醒，尽量不要睡着，以免醒来时感到疲倦。如果晚上练习，练习者就可以练习到自然熟睡为止。

（9）练习时，尽量保持身体平躺。对于颈椎有问题不可以仰卧的练习者，可以让其在脑后放置柔软而高度适中的垫子或小枕头。

（10）在熟记引导词后，练习者可以不用老师或教导员引导而自我练习。练习者也可以根据需要进行重点放松身体某一部分的自主练习。

瑜伽休息术作为一种很好的放松功法，任何人都可以练习。不同目的、时间和环境，练习者应选择不同的练习方式和内容。练习者根据自身状况，选择适合自己的休息姿势，逐渐养成自我放松的习惯。

第二节　瑜伽休息术的练习方法及引导词

在现代社会，学会放松身心尤为重要。根据目的、时间和环境的不同，瑜伽休息术有不同的练习方法。白天练习的目的在于消除疲劳、快速恢复精力，练习过程中要专注于呼吸，保持头脑清醒，勿入睡；夜晚睡前的练习时间可尽量延长，直至自然睡着为止。这个功法无须一举一动，在整个练习过程中练习者愈安然不动、凝神静气，收益愈大。

一种造就真正的机体健康状态的健身方法必须包括以下两方面的内容：第一，要有针对性地锻炼体内各个系统，如神经系统、内分泌系统和呼吸系统等；第二，必须致力于心智及情绪的健康和稳定。换言之，任何一种旨在促进真正的生理健康，挖掘体内尚待开发的潜能的健身方法，都必须把人体当作一个统一的整体。无论年龄长幼、健康状况如何，均是如此。瑜伽理论指出，机体的健康需要一套完整的方法。

一、瑜伽休息术的姿势

瑜伽休息术的一些很好的放松姿势，为现代人摆脱紧张和疲劳提供了一剂良方。在任何一个科学的瑜伽练习计划中，休息都是必不可少的。在进行完一系列的体位练习后，安排一个安静的间歇是提高下一步练习质量的有效方法。最关键的是了解何时休息，何时继续。检验是否需要休息的两大最好的指示器是呼吸和体力。如果呼吸急促，或者在做完一个体位后有些累，那就需要休息。因此在瑜伽课程中，每个体位动作间及课程结束部分都应加入休息术，这有助于练习者机体和精神的恢复。下面介绍几种休息术的姿势。

（一）仰卧放松功

仰卧放松功是很有效的瑜伽休息体式，通常用在课的结束部分，也可用于从坐立动作到仰卧动作的衔接。在睡觉之前练习仰卧放松功可以提高睡眠质量，它也是最理想的睡姿。

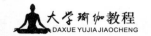

1. 动作要领

（1）背部贴地仰卧，头上的发饰要解开，不要影响颈部的放置。

（2）下巴微收回一点，颈项后侧拉伸靠近地面。

（3）手臂放在身体两侧斜向下，掌心朝上。

（4）腰骶展开，臀部稍向外移动，大腿、膝盖和双脚微微外翻，自然地让全身下沉。

（5）闭上双眼，放松全身，平静而自然地呼吸。

2. 健身功效

仰卧放松功是一个非常容易让人松弛的姿势，可使呼吸缓慢顺畅，安抚神经，平静心灵，全身的能力得到恢复，身体产生和谐之感，对于治疗失眠、神经衰弱、身体机能紊乱等都十分有益。

（二）俯卧放松功

1. 动作要领

（1）俯卧地面，手臂向上伸出，头部轻轻偏向侧面，不要枕在手臂上，但可以轻轻地依靠手臂的侧面。

（2）整个躯干放松，下肢可以分为两种方法放置：一种是双脚并拢，脚尖不动，脚跟向外翻转，让小腿的外侧下沉；一种是双脚大大地分开，脚跟朝内，脚尖朝外，大腿内膝盖内侧和小腿内测下沉。

（3）呼吸的时候感觉腹部和地面有轻轻的挤压感。放松的时候，颈项转到相反一边。

2. 健身功效

俯卧放松功可使人得到全面的休息。它伸展肩背，有助于消除颈部的僵硬，从而治疗落枕。含胸驼背、腰椎有疾患的人群适合用这个体式来放松。同时，有研究显示，缺乏心理安全感的人们，更偏好这一放松的体式。

（三）婴儿式

1. 动作要领

（1）跪在地面，双臂放在身体两侧，臀部向后坐在脚跟，身体前倾，把额头放在地面上，手臂在身体两侧完全下沉，手背触底，肩部在膝盖的上方也完全下沉。

（2）如果臀部很难接触脚跟，或者身体有强烈的前倾的感觉，可以让手臂向前伸出去下沉。如果由于身体脂肪过多，导致头部无法接触地面，或者有严重的眼部疾病，双手握拳，一个拳头放在另一个拳头上，额头放在两个拳头的上面。

（3）孕期的女性在练习时要把膝盖向外分开。静脉曲张或者膝盖有严重问题的患者，不要尝试这个体式。

2. 健身功效

婴儿式是模仿胎儿在子宫中的姿势。它可以放松整个脊柱，特别是腰部，安抚神经系统，恢复身体的机能。

（四）鳄鱼式

1. 动作要领

（1）俯卧，两腿伸直，脚尖着地，手掌平贴在胸部两侧地板，手肘朝天同时紧靠身体两侧，十指尽量张开，指尖朝前方。

（2）吐气，收紧腹部，撑起身体离地至少 6 厘米，使用双手及脚尖支撑身体成为鳄鱼状。

（3）全身成一直线，头部与脚跟和地板平行，或抬头直视前方，维持此姿势 5~8 个呼吸。

（4）吸气，慢慢将全身放松回地面，侧脸颊贴地休息。

2. 健身功效

强化肩膀、腹部、手腕与手臂及腿部，美化腹部线条，预防关节炎；促进末梢循环；预防及改善手脚冰冷或麻痹现象；提高注意集中能力。

（五）鱼扑式

1. 动作要领

（1）侧卧在垫子上，好像趴在胃的稍侧部位，侧向屈叠左腿，右腿伸直。

（2）把着地的左膝尽量靠近胸部，弯曲双臂，左肘靠近左膝。

（3）双手自然重叠，头的右侧枕在右臂弯曲处。

（4）闭上双眼，放松呼吸。在练习中若有不适可换对侧练习。

2. 健身功效

重新分配腰部脂肪，通过肠神经系统刺激消化道蠕动，有助于消除便秘；通过放松双腿神经，缓解坐骨神经痛；有助于血液回流心脏，迅速缓解疲劳。

二、瑜伽休息术的练习方法

瑜伽休息术是让瑜伽练习者得到极好休息放松的功法。人们在工作中会感到疲惫，机体需要休息。在这种情况下，进行瑜伽休息术就可以使睡意顿消，恢复精力和体力。瑜伽休息术的练习方法也非常简单，下面介绍三种常用的练习方法：训练法、意境法和引导法。练习者可以根据情况来选择合适的放松方法。前两种比较简单，适合没有太多时间做放松练习的人；而引导法是循序渐进的全面放松，进行时间越长，效果会更好。

（一）训练法

该法旨在有意识地控制个体心理生理活动、降低唤醒水平、改善机体紊乱功能的训练，使精神得到放松。此方法主要是通过调整姿态（调身）、调整呼吸（调息）、调整意念（调心）而达到松、静、自然的放松状态。

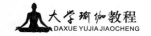

（二）意境法

该方法通过想象某种境界以达到放松身心的目的，如静卧后，用自我意念进行美景想象：想象自己躺在一片绿油油的草地上，软软的，绵绵的，很舒适，很放松。阵阵清香扑面而来。蓝蓝的天空没有一丝云彩。潺潺的小溪从身边缓缓流过，叫不出名的野花争相开放。远处一头母牛带着它的牛犊在散步。一只蛐蛐在地里蹦来蹦去，还有那树上的鸟儿不停地在歌唱……

优美、舒缓的音乐，犹如股股清泉涌入心田。顿时，心情变得豁然开朗，身体也得到了最好的放松。经常用这种方法调节身心，你会越来越自信，充满阳光、力量。

（三）引导法

引导法是在引导人的带领下进行练习，通常是由一位老师或教练员诵读引导词，练习者根据引导词进行练习或是由练习者本人在心中自我诱导练习。

一段完整的引导法瑜伽休息术主要由以下几个方面组成：

（1）感觉到身体的位置并放松。

（2）感觉到呼吸。

（3）感觉到身体的每个部位都在放松。

（4）感觉到脉搏、血液循环和能量的流动。通常用积极的精神暗示，控制精神的波动，增加积极的潜能，感觉自我的本质和意识。一般可采用三线放松法。

①第一线：两手指—两手掌—两前臂—两上臂—两肩—颈部两侧—头部两侧。

②第二线：两脚趾—两足背—两小腿前部—两大腿前部—腹部—胸部—颈两侧—面部—头顶。

③第三线：足底—足跟—两小腿后部—两大腿后部—双臀部—腰部—背部—颈部—头后部。

每一条线都可从慢到稍快进行引导，多放松几遍。

思考题：

1. 瑜伽休息术有哪些益处？

2. 练习瑜伽休息术的注意事项有哪些？

第五章　瑜伽安全训练和瑜伽音乐

章前导言： 由于缺乏正确的指导与专业的建议，不恰当地练习瑜伽往往会带来一些伤病。为了尽可能减少这种情况，本书特意增加这一章节，介绍了瑜伽安全训练的一些方法及注意事项。瑜伽音乐是修炼瑜伽过程中十分重要的一部分，本章主要介绍了其作用。

第一节　瑜伽安全训练

避免瑜伽运动伤害是瑜伽走向规范的需要，是行业健康持续发展的需要，是广大从业者、瑜伽教师、瑜伽教练员必须要去努力践行的。

瑜伽安全训练要建立在对人体运动科学的基础上，要建立在瑜伽行业、瑜伽教练员及瑜伽教学的规范上。

从运动学的角度来看，伤害的出现大部分是因为违背了人体运动科学。比如在运动训练中，本应该遵守渐增负荷的原则，而我们在实际习练中，往往是突然增加负荷，造成身体无法承受过大的负荷而受伤。所以在瑜伽体位的习练中，宜遵守循序渐进、持之以恒的原则。其实除了因为不当习练出现的伤害，还有些人群是因为身体本身有慢性疾病或伤痛，而在习练瑜伽时又没有区别习练、没有单独设计运动处方。

如果在运动中没有足够的负荷，就很难有较明显的身体素质提高；如果不能循序渐进，就很容易出现因负荷超出身体承受范围而受伤；如果要在瑜伽体位上提高，必须持之以恒，保持长期的习练习惯。

如果已经患有某些慢性疾病，比如糖尿病、心脑血管疾病、椎间盘突出等，在训练前必须咨询医生，在医生的专业意见下再经有经验的专业瑜伽教练员设计针对性运动处方，并随时携带必需的急救类药物。

在练习前，检查自己的练习场地、服装和瑜伽垫等练习工具，确保练习场地平整，可以平衡、支撑身体进行稳定的习练；确保瑜伽服装舒适得体，不限制运动幅度，不影响血液和呼吸顺畅进行循环。同时在练习前避免自己吃得太多，或者在饥饿状态里进行习练。

在练习中，听从专业教练员的指导，同时要及时向教练员反馈自己的习练感受，以帮助教练员随时根据情况对习练做出调整。习练中要保持专注，集中精神在自己的习练中，不可在练习中闲聊、看电视或者进行其他无关行为，一旦身体不适、状态不佳时要更细心留意，甚至要随时停止习练。如果确实无法在教练员指导下进行习练而需要通过

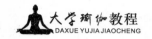

书籍或者视频进行习练时，必须非常认真地阅读和观看，务必对体位细节、注意事项完全掌握。即便如此，还是建议要在有经验的教练员的面对面指导下进行习练。

第二节 瑜伽音乐

音乐是反映人类现实生活情感的一门艺术，也是最能打动人的一门艺术之一。现如今，音乐在我们的生活中已经是非常普遍的存在。好的音乐，可以陶冶人的情操、放松人的心情、抒发人的情感、舒缓紧张的情绪。经医学研究表明，音乐也可以使人身心健康，甚至达到防止老化的功效。

瑜伽音乐在瑜伽运动中有着非常重要的作用，舒缓平和的音乐有助于练习者快速地进入练习的状态，专心于瑜伽的练习，排除心中的杂念。瑜伽音乐能使我们镇静神经，释放压力，在练习瑜伽的时候，好听的背景音乐可以帮助我们更放松、更投入地进行练习。优美的旋律，可以帮助我们宁静下来，使我们心胸开阔、心旷神怡，忘却心中的烦恼和压力，进入一种平静、平和的状态，再配合正确的瑜伽动作，从而达到修身、养性、健脑、养生的效果。

当然，瑜伽音乐不只是可以在练习瑜伽的过程中聆听，在日常生活中也可以带给我们很多益处。瑜伽音乐的特点一般都是比较安静、抒情、舒缓、优美而婉转的。因此，在心情烦躁不安的时候，不妨静下心来听一听瑜伽音乐，帮助我们更快地平静下来，享受瑜伽音乐带给我们的平和、舒畅、安静。在我们入睡之前，不妨听一听瑜伽音乐，可以帮助我们使白天因繁忙劳累而浮躁的心沉静下来，可以使我们更加安然地入睡，进入瑜伽带给我们的宁静、空旷、舒缓、自然而美好的世界。在我们生活忙碌、倍感压力的时候，不妨听一听瑜伽音乐，感受瑜伽音乐的优美和放松，感受世界的美好和宁静。当我们经历挫折，感到绝望时，不妨听一听瑜伽音乐，感受它优美的旋律，抒发心中的真善美、感受温暖和友善，纯化心灵。优美、婉转、舒缓而平和的瑜伽音乐可以帮助我们静心养性，变得高雅、脱俗、淡泊名利。

正如美国心理学家马斯洛所说的："音乐能使人不断获得最美好的高峰体验，在这些短暂的时刻里，他们沉浸在一片纯净而完善的幸福之中，摆脱了一切怀疑、恐惧、压抑、紧张和怯懦，他们的自我意识也悄然消失，他们不再感到自己与世界之间存在着任何距离和相互隔绝。相反，他们觉得自己已经与世界紧紧相连融为一体。"瑜伽音乐最大的作用就是让我们暂时摆脱现实生活的苦恼，走进宁静平和的世界，提高自身的幸福感，达到修身养性的效果。

思考题：

1. 要保证瑜伽练习安全都有哪些注意事项？
2. 音乐在瑜伽练习中的作用？

参考文献

[1] 柏忠言，张蕙兰. 瑜伽：气功与冥想［M］. 北京：人民体育出版社，1986.

[2] 黄小露. 浅析瑜伽音乐的作用［J］. 北方音乐，2014（6）：154.

[3] 姜桂萍. 瑜伽［M］. 北京：高等教育出版社，2009.

[4] 梁丽郁. 瑜伽饮食研究［J］. 体育时空，2013（6）：29－30.

[5] 林强. 体育教程［M］. 成都：四川大学出版社，2012.

[6] 刘曼罗. 瑜伽教程［M］. 北京：中国电影出版社，2011.

[7] 卢迪. 浅析瑜伽的起源分类与传播［J］. 当代体育科技，2015，5（30）：223－224.

[8] 吴正国，贺志雄，姜芹先. 瑜伽与健身跑对女大学生免疫球蛋白影响的对比研究［J］. 山东体育科技，2011，33（3）：32－34.

[9] 阳明君. 浅谈瑜伽饮食观对瑜伽修炼的影响［J］. 南宁职业技术学院学报，2011（6）：8－11.

[10] 郑先红. 瑜伽教练［M］. 北京：高等教育出版社，2012.

[11] 郑月平. 试析瑜伽训练对健康的影响［J］. 当代体育科技，2015，5（23）：32－33.

[12] 周倩倩. 瑜伽教育价值的研究［J］. 运动，2017（20）：153－154.